药师处方审核培训系列教材（案例版）

审方药剂学

广东省药学会　　组织编写

总 主 审　郑志华（广东省药学会副理事长兼秘书长）

　　　　　　魏　理（广东省药学会药物治疗学专委会副主任委员）

总 主 编　吴新荣（广东省药学会药物治疗学专委会名誉主任委员）

　　　　　　王若伦（广东省药学会药物治疗学专委会主任委员）

副总主编　刘　韬（广东省药学会药物治疗学专委会副主任委员）

　　　　　　王景浩（广东省药学会药物治疗学专委会副主任委员）

　　　　　　郑锦坤（广东省药学会药物治疗管理专家委员会副主任委员）

主　　编　郑锦坤（广东省药学会药物治疗管理专家委员会副主任委员）

U0206670

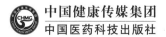

中国健康传媒集团

中国医药科技出版社

内 容 提 要

本书是"药师处方审核培训系列教材（案例版）"之一，涵盖内容以处方审核涉及的药剂学问题为主，重点介绍药剂学概况、药物剂型分类及临床使用注意事项、药物剂型的选择、处方审核要点及案例分析、药用辅料的选择等内容。书中的案例均为处方审核中发现的与药剂学有关且具代表性的真实案例，经过分析提出干预办法。书后附习题供药师练习，以培养和提高审方药师独立学习、分析问题以及挖掘问题的能力。

本书可作为临床药师、临床医师、护士（特别是基层医疗机构医务人员）以及高等院校临床药学、医院药学专业学生的参考用书。

图书在版编目（CIP）数据

审方药剂学 / 郑锦坤主编 . -- 北京： 中国医药科技出版社， 2024.12. -- （药师处方审核培训系列教材：案例版）. -- ISBN 978-7-5214-4879-5

Ⅰ. R283

中国国家版本馆 CIP 数据核字第 2024WS8998 号

美术编辑　陈君杞

版式设计　友全图文

出版　**中国健康传媒集团** | 中国医药科技出版社

地址　北京市海淀区文慧园北路甲 22 号

邮编　100082

电话　发行：010-62227427　邮购：010-62236938

网址　www.cmstp.com

规格　710×1000 mm $^1/_{16}$

印张　12 $^3/_4$

字数　215 千字

版次　2024 年 12 月第 1 版

印次　2024 年 12 月第 1 次印刷

印刷　大厂回族自治县彩虹印刷有限公司

经销　全国各地新华书店

书号　ISBN 978-7-5214-4879-5

定价　**45.00 元**

获取新书信息、投稿、为图书纠错，请扫码联系我们。

编 委 会

写给读者的话

亲爱的读者们：

在这个医疗健康领域发展日新月异的时代，我们自豪地呈献给您——《药师处方审核培训系列教材（案例版）》；它既是广大药师对自身角色定位和转变的深刻理解，更是药学服务与实践经验的无私分享。

随着"健康中国"战略的深入推进，医疗卫生服务体系正经历着一场深刻的变革。药师，已从传统的调剂小角色，转向以患者为中心、提供全方位药学服务的新身份，成为人民大众安全、合理用药的重要守护者。

2018年，国家卫生健康委员会办公厅等联合发布的《医疗机构处方审核规范》，将广大医院药师确定为处方审核工作第一责任人，赋予了我们新的使命。这不仅是对药师专业地位的认可，也对药师服务水平提出了更高要求。

在这样的大背景下，广东省药学会及时顺应国家政策导向，满足药师同仁的迫切需求，率先在全国开展"处方审核能力"培训工作。自2018年7月开办全国第一个"审方培训班"起，我们先后组织了由资深药师组成的师资团队、出版了标准的"培训教材"、构建了系统的处方审核培训体系，在全省乃至全国范围内，开展了全方位、多模式处方审核培训。同时，为了满足基层特别是边远地区广大药师的审方培训需求，我们还开辟了线上培训渠道。截至2024年8月，已为全国各省市培训了超过20000名合格的审方药师，约占我国医院药师总人数的4%。基于我们审方培训项目的规范性、实用性，培训效果得到业界充分认可，深受广大药师欢迎，被亲切称为"广式审方培训"。经过培训的药师成为各地、各单位的审方骨干乃至培训老师。

为了规范和引领处方审核培训项目的深入开展，广东省药学会相继发布了《广东省药师处方审核能力培训标准》《处方审核标准索引》（2023年更新），并出版了国内首部审方教材《药师处方审核培训教材》以及配套的《临床处方审核案例详解丛书》。

在历时5年2个月、累计45期线下审方班以及药师自发的线上学习教学实践中，我们的培训专家们收集了大量宝贵的问题处方案例，这些案例对于提升审方药师的处方分析能力和技能具有重要的参考价值。因此，广东省药学会组织了各大医院的专业团队，在处方审核理论丛书的基础上，结合丰富的实战经验，增加了更多、更有代表性的典型案例分析和练习试题，共同编写了这套《药师处方审核培训系列教材（案例版）》。

本套教材可以当作《药师处方审核培训系列教材》的延伸学习材料，内容广泛而全面，实用性强。它不仅介绍了药师审方工作所涉及的法律、法规，审方药师的职责、规范的操作流程，审方所需的检索工具；还概述了各类系统疾病的药物使用原则、不同给药途径、不同应用类别药物的药理、药效学理论；更重要的是，陈述了案例的客观资料，总结了案例特征，并以药品说明书为基础，结合相关"指南"或"专家共识"，全面系统地分析了处方中药物使用的合理性及存在的问题。并列举了各类具有代表性的处方审核真实案例，对案例进行了问题提出、处方分析、干预建议的首创"三步式案例教学"，力求做到科学、规范、实用，真正做到给读者"授人以渔"的师者用心。

书中还提供了大量练习题，并附上答案。通过学习，能够使一线药师得到现场培训的效果，从而更有针对性地提升了药师独立学习、分析问题以及解决问题的思维和实战技能，使他们成为审方骨干。这种理论和案例充分结合的编写模式，也是本丛书的一大特色。

习题集中的不少案例来源于参加国内和广东省内举办的各期审方药师培训班的优秀学员在作业练习中提交的真实案例，具有很高的实用参考价值。在此，我们对所有贡献智慧和经验的学员表示衷心的感谢！

此外，本书也可作为临床药师、临床医师（特别是基层医疗机构年轻的医务人员）、护士、临床药学专业学生的宝贵参考资料。

我们深知，基于医药科技的迅猛发展和编者的知识、能力所限，本丛书所述的案例及机制分析可能存在滞后情况，有些案例的分析和干预建议可能存在一定程度的主观性和局限性。在此，恳请医药学界的专家和广大读者不吝赐教，提出宝贵的批评和指正，以便我们在再版修订时改进、完善。

最后，感谢您选择《药师处方审核培训系列教材（案例版）》。我们承诺，将继续致力于提供高质量的药学教育资源，以支持药师队伍的成长和药学服务水平的提升。

总编组

前　言

2020年，国家卫健委等六部门发布了《关于加强医疗机构药事管理促进合理用药的意见》，明确要求医疗机构药师负责处方的审核、调剂等药学服务工作，所有处方应当经审核通过后方可进入划价收费和调配环节；要加大处方审核和点评力度，重点对处方的合法性、规范性、适宜性进行审核，对于不规范处方、用药不适宜处方及超常处方等，应当及时与处方医师沟通并督促修改，确保实现安全、有效、经济、适宜用药。

2018年6月，国家卫健委等三部门就联合制定了《医疗机构处方审核规范》，对处方审核的基本要求、审核依据和流程、审核内容、审核质量管理、培训等做出具体指引。国家卫健委颁布的等级医院评审标准和实施细则中明确要求医院的处方审核率要以达到100%作为目标。

面对医院药学服务模式的变革和转型，面对国家的评审标准，医院药师是否具备处方审核所需要的综合能力与技术水平？是否适应更新、更高的要求？这是每一位医院药师需要深思与践行的课题。广东省药学会自2018年起，精心组织有丰富实践经验的资深药师和临床医师，率先在全国举办系列处方审核能力培训班，并编写了处方审核系列教材及配套的案例丛书。

本书重点论述处方中涉及的药剂学相关内容并分析问题处方。编写人员均为一线资深药师，本书凝聚了全体编写人员的心血，汇集了他们丰富的理论知识和工作经验。全书分为六章，其中第一章由郑锦坤编写；第二、三章由郑锦坤、梁忠平和肖健编写；第四章由梁忠平、郑锦坤和班俊峰编写；第五章由郑锦坤、张丽娟和肖健编写；习题部分由肖健和郑锦坤编写。习题中的案例有许多是来源于审方药师资格培训班优秀学员提交的作业中的真实案例，具有较高的实用价值。在此一并表示感谢！

由于作者的水平有限，书中不足之处在所难免，对一些案例的分析和干预建议有一定程度的主观性和局限性，恳请医药学界的专家和广大读者批评指正，以便今后修订完善。

编　者
2024年2月

目 录

第一章 药剂学概述

第二章 药物剂型分类及临床使用注意事项

第三章　药物剂型的选择

第四章　药用辅料的选择

第五章　处方审核要点及不适宜案例分析

第一章　药剂学概述

第一节　药剂学的概念与任务

一、药剂学的概念

药剂学是一门研究药物剂型和药物制剂的基本理论、处方设计、制备工艺、质量控制与合理应用等内容的综合性技术科学。药剂学课程是药学、制剂、中药制剂等专业的主要专业课，也是与药物的实际应用最接近的研究领域。

二、药剂学的任务

药剂学的基本任务是将药物制成适于临床应用的剂型，并能批量生产安全、有效、稳定的制剂。药剂学的具体任务可归纳如下。①药剂学基本理论的研究，包括处方设计、制备、质量控制、合理应用等方面的基本理论。②新剂型的研究与开发，如缓释、控释和靶向制剂等新剂型与片剂、胶囊剂、注射剂等普通制剂相比，可以有效地提高疗效，满足长效、低毒等要求。特别是患部或病变细胞的靶向制剂，可提高局部病灶的药物浓度，降低全身不良反应，是目前新剂型研究的热点之一。③新技术的研究与开发，近几年来蓬勃发展的微囊化技术、固体分散技术、包合技术、脂质体技术、球晶制粒技术、包衣技术、纳米技术等，为新剂型的开发和制剂质量的提高奠定了技术基础。④新辅料的研究与开发，辅料与剂型紧密相连，新辅料的研制对新剂型与新技术的发展起着关键作用。⑤中药新剂型的研究与开发。⑥生物技术药物制剂的研究与开发，如预防乙肝的基因重组疫苗、治疗严重贫血症的促红细胞生成素、治疗糖尿病的人胰岛素、治疗侏儒症的重组人生长激素、治疗血友病的凝血因子等都是现代生物技术药物的新产品，它们正在改变医药科技界的面貌，为人类解决疑难病症提供了新的希望。⑦制剂新机械和新设备的研究与开发。制剂技术、药用辅料、制剂设备是制备优质制剂不可缺少的三大支柱，无论是西药、中药还是生物技术药物，在制备各种剂型时必须应用这三大支柱。

药剂学知识贯穿整个药品研发、生产、销售、监控、使用等领域。综合和应用是药剂学最重要的外在特征，如何使药物更好地发挥疗效是药剂学研究的内容。

第二节　药物剂型的定义及重要性

一、药物剂型的定义

药物剂型是把药品以不同给药方式和不同给药部位等为目的制成的不同"形态"，简称剂型，如散剂、片剂、胶囊剂、颗粒剂、注射剂、溶液剂、乳剂、混悬剂、软膏剂、栓剂、气雾剂、滴鼻剂等。各种剂型的给药方式不同、给药部位不同，药物在体内的行为也不同。

以剂型制成的具体药品称为药物制剂，简称制剂。

二、药物剂型的重要性

剂型是为适应诊断、治疗或预防疾病的需要而制备的不同给药形式，是临床使用的最终形式。剂型是药物的传递体，将药物输送到体内发挥疗效，其直接关系到治病救人的速度和质量，同时关系到患者依从性和治疗效果。剂型体现了一个国家的医疗用药水平和工业生产水平。一般来说一种药物可以制备多种剂型，药理作用相同，但给药途径不同可能产生不同的疗效，应根据药物的性质、不同的治疗目的选择合理的剂型和给药方式。

1.药物剂型与给药途径　药物剂型的选择与给药途径密切相关。人体可以有十余个给药途径，如口服、舌下、皮肤、肌肉、胃肠道、直肠、子宫、阴道、尿道、耳道、鼻腔、颊部、眼等。例如眼黏膜给药途径以液体、半固体剂型最为方便；直肠给药应选择栓剂；口服给药可以选择多种剂型，如溶液剂、片剂、胶囊剂、乳剂、混悬剂等；皮肤给药多用软膏剂、贴剂、液体制剂；注射给药必须选择液体制剂，包括溶液剂、乳剂、混悬剂等。总之，药物剂型必须与给药途径相适应。不同给药途径对药物的吸收、分布、代谢和排泄都有较大影响，表现为强度不同，甚至改变作用性质。

2.药物剂型与药物作用速度　不同剂型的作用速度存在一定差异。例如：

注射剂、吸入气雾剂等起效快，常用于急救；缓控释制剂、植入剂、丸剂等作用缓慢，属长效制剂。

3.药物剂型与疗效　固体剂型，如片剂、颗粒剂、丸剂的制备工艺不同，会对药效产生显著的影响，特别是药物的晶型、粒子的大小发生变化时直接影响药物的释放，从而影响药物的治疗效果。

4.药物剂型与用药时间　药物在体内发挥作用需要维持一定的浓度，给药时间间隔对于维持稳态血药浓度十分重要。给药频率过高容易中毒，过低则会无效。如抗菌药物，血药浓度在有效与无效之间波动，细菌很容易产生耐药性。给药时间间隔与剂型有着密切关系，如对于半衰期短的口服药物来讲，制成普通制剂每天需要服药3次，而制成缓释或控释制剂可改为每天1次，大大提高了患者服药的依从性。

用药疗程是根据疾病及病程确定的，指为达到一定治疗目的而连续用药的时间。一般在症状消失后即可停药，但抗生素往往要维持一定时间；降压药不能突然停药，否则易造成血压反跳，使症状加剧；抗结核药则需用药半年以上。

应根据药物的性质、对胃肠道刺激性、患者的耐受力和需要产生作用的时间来考虑。

5.药物剂型与剂量　在一定范围内随剂量增加，药物在体内浓度越高，作用也就越强，当超过某一剂量时可能引起中毒。某些药物在不同剂量下产生不同性质的作用，如巴比妥类药物小剂量会产生镇静作用，而大剂量则具有麻醉作用。要根据临床治疗目的选用适宜的剂型和规格。

6.药物剂型与药物不良反应　缓控释制剂能保持血药浓度平稳，避免血药浓度的峰谷现象，从而降低药物的不良反应。如氨茶碱治疗哮喘病效果很好，但有引起心跳加快的不良反应，若制成栓剂则可消除这种不良反应。

7.药物剂型的靶向性　有些剂型可产生靶向作用，含微粒结构的静脉注射剂，如脂质体、微球、微囊等进入血液循环系统后，被网状内皮系统的巨噬细胞吞噬，从而使药物浓集于肝、脾等器官，起到肝、脾的被动靶向作用。

第二章 药物剂型分类及临床使用注意事项

第一节 剂型分类

药物常用剂型有40余种，其分类方法有多种。

一、按给药途径分类

这种分类方法，将给药途径相同的剂型作为一类，与临床使用密切相关。缺点是会产生同一种剂型由于给药途径的不同而出现于不同类别。

1.经胃肠道给药剂型 是指药物制剂经口服用后进入胃肠道，起局部或经吸收而发挥全身作用的剂型，如常用的散剂、片剂、颗粒剂、胶囊剂、溶液剂、乳剂、混悬剂等。容易受胃肠道中的酸或酶破坏的药物一般不能采用这类简单剂型。口腔黏膜吸收的剂型不属于胃肠道给药剂型。

2.非经胃肠道给药剂型 是指除口服给药途径以外的所有其他剂型，这些剂型，可在给药部位起局部作用或被吸收后发挥全身作用。

（1）注射给药剂型 如注射剂，包括静脉注射、肌内注射、皮下注射、皮内注射及腔内注射等多种注射途径。

（2）呼吸道给药剂型 如喷雾剂、气雾剂、粉雾剂等。

（3）皮肤给药剂型 如外用溶液剂、洗剂、搽剂、软膏剂、硬膏剂、糊剂、贴剂等。

（4）黏膜给药剂型 如滴眼剂、滴鼻剂、眼用软膏剂、含漱剂、舌下片剂、粘贴片及贴膜剂等。

（5）腔道给药剂型 如栓剂、气雾剂、泡腾片、滴剂及滴丸剂等，用于直肠、阴道、尿道、鼻腔、耳道等。

二、按分散系统分类

这种分类方法，便于应用物理化学的原理来阐明各类制剂的特征，但不能反映用药部位与用药方法对剂型的要求，甚至一种剂型可以分到几个分散体系中。

1.溶液型　药物以分子或离子状态（质点的直径小于1nm）分散于分散介质中所形成的均匀分散体系，也称为低分子溶液，如芳香水剂、溶液剂、糖浆剂、甘油剂、醑剂、注射剂等。

2.胶体溶液型　主要以高分子（质点的直径在1~100nm）分散在分散介质中所形成的均匀分散体系，也称高分子溶液，如胶浆剂、火棉胶剂、涂膜剂等。

3.乳剂型　油类药物或药物油溶液以液滴状态分散在分散介质中所形成的非均匀分散体系，如口服乳剂、静脉注射乳剂、部分搽剂等。

4.混悬型　固体药物以微粒状态分散在分散介质中所形成的非均匀分散体系，如合剂、洗剂、混悬剂等。

5.气体分散型　液体或固体药物以微粒状态分散在气体分散介质中所形成的分散体系，如气雾剂。

6.微粒分散型　药物以不同大小微粒呈液体或固体状态分散，如微球制剂、微囊制剂、纳米囊制剂等。

7.固体分散型　固体药物以聚集体状态存在的分散体系，如片剂、散剂、颗粒剂、胶囊剂、丸剂等。

三、按制法分类

这种分类法不能包含全部剂型，故不常用。

1.浸出制剂　是用浸出方法制成的剂型（如流浸膏剂、酊剂等）。

2.无菌制剂　是用灭菌方法或无菌技术制成的剂型（如注射剂等）。

四、按形态分类

将药物剂型按物质形态分类。

1.液体剂型　如芳香水剂、溶液剂、注射剂、合剂、洗剂、搽剂等。

2.气体剂型　如气雾剂、喷雾剂等。

3.固体剂型　如散剂、丸剂、片剂、胶囊剂、膜剂等。

4.半固体剂型　如软膏剂、栓剂、糊剂等。

为与临床应用密切结合，接下来将按照给药途径分类来介绍各种制剂及临床使用注意事项。

第二节　经胃肠道给药剂型及其临床使用注意事项

经胃肠道给药是指通过口腔摄入，主要在胃肠道内吸收而转运至体循环，以全身治疗为目的的给药方式。口服给药是最易为患者所接受的最常用的给药途径之一，适合于各种类型的疾病和人群，尤其适合于需长期治疗的慢性疾病患者。以下列举几种常见口服制剂。

一、片剂

片剂是指药物与药用辅料均匀混合后压制而成的片状制剂。由原药、填料、吸附剂、黏合剂、润滑剂、分散剂、润湿剂、崩解剂、香料、色料等组成。

片剂包括口服片剂、口腔用片剂和外用片等，口腔用片剂和外用片按照给药途径不属于经胃肠道给药剂型，这里将详细介绍口服片剂。口服片剂指供口服的片剂。多数此类片剂中的药物是经胃肠道吸收而发挥作用，也有的片剂中的药物是在胃肠道局部发挥作用。口服片剂又分为以下若干种。

1.普通片　指将药物与辅料混合而压制成的片剂，一般用水吞服，又称为压制片或素片。

2.包衣片　指在片芯（压制片）外包衣膜的片剂。包衣的目的是增加片剂中药物的稳定性，掩盖药物的不良气味，改善片剂的外观等。

3.多层片　指由两层或数层（组分、配方或色泽不同）组成的片剂，其目的是改善外观或调节作用时间或减少不同层中药物的接触，减少配伍变化等。此种片剂可以由上到下分为两层或多层，也可以是由片芯向外分为多层。

4.咀嚼片　指在口中嚼碎后咽下的片剂。此类片剂较适于幼儿，幼儿不会吞服片剂，幼儿用片中需加入糖类及适宜香料以改善口感。

5.溶液片　临用前加水溶解而成溶液，此种片剂既有口服者，又有供其他用途者，口服者可达速效目的，如阿司匹林溶液片；其他特殊用途者，例如季铵类杀菌药物的片剂，口服有毒。

6.泡腾片　指含有泡腾崩解剂的片剂，泡腾片遇水可产生气体（一般为二氧化碳），使片剂快速崩解，多用于可溶性药物的片剂，例如泡腾维生素C片等。

7.分散片　是指置于温水中可以迅速崩解，药物等分散于水中，形成混悬液的片剂。此种片剂适于婴幼儿（药味不苦时）及老年人，并有速释的作用。

8.长效片　指药物缓慢释放而延长作用时间的片剂。

除此之外，中药片剂系指药材细粉或提取物与适宜的辅料均匀混合，经压制而成的片状制剂。一般供内服使用。中药片剂主要是从中药汤剂、丸剂、中成药、中药单方和复方、经验方等经过剂型改革而制成的。随着天然药物化学、制剂技术及制药设备方面的发展，中药片剂不论在品种上还是在数量上都在不断增加。目前中药片剂品种达1000种以上。中药片剂在体积上大为减小，服用更方便；中药片剂也有自己的质量标准，有利于保证药效；能在工厂中大规模生产，有利于降低成本；中药片剂包衣后，可提高质量和改善外观；中药片剂的类型在不断增加，除普通片、糖衣片外，还发展了口含片、泡腾片、溶液片、微囊化片剂等。中药片剂根据原料及制法特征可分为以下三种类型。

（1）全浸膏片　全浸膏片系指将处方全部饮片提取制得的浸膏制成的片剂。

（2）半浸膏片　半浸膏片系指将处方部分饮片细粉与其余药料制得的稠膏混合制成的片剂。

（3）全粉末片　全粉末片系指将处方中全部饮片粉碎成细粉，加适宜辅料制成的片剂。

片剂由于质量稳定、剂量准确、使用方便，是应用最广泛的剂型之一。片剂的优点：①通常片剂的溶出度及生物利用度较丸剂好；②剂量准确，片剂内药物含量差异较小；③质量稳定，片剂为干燥固体，且某些易氧化变质及易潮解的药物可借包衣加以保护，光线、空气、水分等对其影响较小；④服用、携带、运输等较方便；⑤机械化生产，产量大，成本低，卫生标准容易达到。

片剂的缺点：①片剂中需加入若干赋形剂，并经过压缩成型，溶出速度较散剂及胶囊剂慢，有时影响其生物利用度；②儿童及昏迷患者不易吞服；③含挥发性成分的片剂贮存较久时含量下降。

片剂常用的辅料如下。①稀释剂：淀粉、糊精、可压性淀粉、乳糖、微晶纤维素、一些无机钙盐、糖粉、甘露醇、山梨醇等；②润湿剂：蒸馏水、乙醇及水醇的混合物；③黏合剂：淀粉浆、聚维酮（PVP）的醇溶液或水溶液、糖粉与糖浆、聚乙二醇、胶浆及纤维素衍生物，如甲基纤维素（MC）、羟丙纤维素（HPC）、羟丙甲纤维素（HPMC）、羧甲纤维素钠（CMC-Na）、乙基纤维素（EC）等；④崩解剂：干淀粉、羧甲淀粉钠（CMS-Na）、低取代羟丙纤维素（L-HPC）、交联羧甲纤维素钠（CC-Na）、交联聚维酮（亦称交联PVPP）、泡腾崩解剂等；⑤润滑剂：硬脂酸镁、微粉硅胶、滑石粉、氢化植物油、聚乙二醇类、月桂硫酸钠（镁）等；此外还可以根据需要加入着色剂、矫味剂等，以提高患者用药依从性。

口服片剂使用注意事项如下。①服药方法：片剂的服用方法与剂型有关。肠溶衣片、双层糖衣片可减少胃肠道刺激及胃酸和蛋白酶的破坏，因此需整片服用，不可嚼服和掰开服用。有些药物由于本身性质原因也不可嚼服，例如普罗帕酮片可引起局部麻醉，因此不能嚼服。而咀嚼片嚼服有利于更快发挥药效，提高药物生物利用度。②服药次数及时间：为了更好地发挥药物疗效、减轻或避免不良反应，必须严格按照医嘱或药品使用说明书规定的服药次数和时间服用药物。如驱虫药需在半空腹或空腹时服用，抗酸药、胃肠解痉药多数需在餐前服用，也可在症状发作时服用。需餐前服用的药物还有收敛药、肠道抗感染药、利胆药、盐类泻药、催眠药、缓泻药等。③服药溶液：服药溶液最好是白开水，水有加速药物在胃肠道溶解、润滑保护食管、冲淡食物和胃酸对药物的破坏以及减少胃肠道刺激的作用。选用其他常见液体服药时应慎重。茶叶中含有鞣酸、咖啡因及其他植物成分，可能会与一些药物发生相互作用。乙醇及含乙醇饮料对中枢神经系统有抑制作用。④服药姿势：最好采用坐位或站位服药，服药后，稍微活动一下再卧床休息。躺服会使药物黏附于食管，不仅影响疗效还可能引起咳嗽或局部炎症等反应。

药师审方时应注意以下事项。①只有裂痕片和分散片可分开使用，其他片剂均不适宜分劈服用，尤其是糖衣片、包衣片和缓释、控释片。药物分劈服用不仅会导致药物含量发生差异，也会增加不良反应和危险性，影响药物疗效。②剂型对疗效的发挥在一定条件下有积极作用。片剂粉碎或联合其他药物外用是不正确的，不仅对治疗无益处而且会增加药物的相互作用，危险性也加大。对于糖衣片、包衣片和缓释、控释片，不仅会影响药物的稳定性，也会影响药物疗效。

表2-1　可以掰开服用的常用药物

制剂	药品名称	规格	性状	可否掰开 （根据说明书）	备注
普通制剂	苯磺酸氨氯地平片	5mg 10mg	白色片	可以掰成半片服用	
缓控释制剂	盐酸奥昔布宁缓释片	10mg	薄膜衣片，除去薄膜衣后显白色或类白色	儿童酌减。本品需随液体吞服，不能嚼碎或压碎，但可根据对半线掰成半片服用	
	琥珀酸美托洛尔缓释片	47.5mg 95mg	薄膜衣片，除去薄膜衣后显类白色	可掰开服用，但不能咀嚼或压碎	
	单硝酸异山梨酯缓释片	40mg	白色薄膜衣片，除去包衣后显白色或类白色	可以掰成半片服用	不能咀嚼或碾碎，须整片或半片吞服
	卡比多巴-左旋多巴控释片	25mg/ 100mg 50mg/ 200mg	淡粉色、略带黄色的椭圆形片	可整片或半片服用	不能咀嚼或碾碎
	单硝酸异山梨酯缓释片	30mg 60mg	白色薄膜衣片，除去包衣后显白色或类白色	可以沿刻槽掰开，服用半片	不能咀嚼或碾碎
	盐酸曲马多缓释片	100mg	白色或类白色，一面有划分线的异形薄膜衣片	一般从每次50mg（半片）开始服用，12小时服用1次，根据患者疼痛程度可调整用药剂量。一般成人及14岁以上中度疼痛患者单剂量50～100mg	
	丙戊酸钠缓释片	0.5g	白色椭圆形薄膜衣片，两面各有一刻痕	可以对半掰开	不能咀嚼或碾碎

二、颗粒剂

颗粒剂是将药物粉末与适宜的辅料混合而制成的具有一定粒度的干燥颗粒状制剂。可以直接吞服，也可以加入温水中搅匀后饮服。

颗粒剂是药物，特别是中药常用的一种口服固体剂型。某些抗生素遇水不稳定，可制成颗粒剂，临用前加水溶解或混悬均匀后服用，如阿莫西林颗粒剂、头孢氨苄颗粒剂。颗粒剂也是小儿常用的剂型之一。

　　中药颗粒剂是在汤剂基础上发展起来的剂型，它既保持了汤剂吸收快、显效迅速等优点，又克服了汤药服用前临时煎煮、耗时费能、久置易霉败变质等不足，我国颗粒剂创制和应用于20世纪70年代。近些年来，由于新技术、新工艺、新辅料、新设备的不断应用，中药颗粒剂的品种不断增加，质量明显提升。颗粒剂现已发展成为中成药主要的固体剂型之一。无糖型颗粒剂的面世，不仅进一步缩小了剂量，而且能满足糖尿病及肥胖病等不宜多食糖患者的需要。

　　颗粒剂的特点：①剂量较小，服用、携带、贮藏、运输均较方便。②色、香、味俱佳，深受患者欢迎。③肠溶颗粒耐酸，可在肠液中释放活性成分或控制药物在肠道内定位释放，可防止药物在胃内分解失效，避免对胃的刺激性。④可制为缓释、控释制剂而达到缓释、控释的目的。⑤适于工业生产，产品质量稳定。⑥必要时进行包衣可增加防潮性，亦可掩盖药物的不良气味。⑦缺点是某些中药颗粒具有一定吸湿性，包装不严易吸湿结块；少数品种颗粒松散，细粉较多。

　　颗粒剂的分类：可溶颗粒（通称颗粒）、混悬颗粒、泡腾颗粒、肠溶颗粒、缓释颗粒和控释颗粒等。

　　颗粒剂的辅料包括稀释剂（淀粉、蔗糖或乳糖等）、崩解剂（淀粉、纤维素衍生物等）。颗粒剂在生产与贮藏期间，药物与辅料应混合均匀，颗粒剂应干燥，色泽一致，无吸潮、结块、潮解等现象，颗粒剂的溶出、释放度、含量均匀度、微生物限量应符合要求。

　　颗粒剂适宜于老年人和儿童用药以及有吞咽困难的患者使用。普通颗粒剂冲服时应使药物完全溶解，充分发挥药物有效成分的治疗作用，可溶型、泡腾型颗粒剂应加温开水冲服，切忌放入口中用水送服；混悬型颗粒剂冲服如有部分药物不溶解也应该一并服用；肠溶、缓释、控释颗粒剂服用时应保证制剂释药结构的完整性。中药颗粒剂不宜用铁质或铝制容器冲服，以免影响疗效。

　　药师审方时应注意：颗粒剂的辅料中常含有蔗糖，需关注药品说明书中对于糖尿病患者的使用指导。

三、胶囊剂

　　胶囊剂系指药物（药物与辅料的混合物）填充于空心硬质胶囊壳或密封于

弹性软质囊壳中的固体制剂。胶囊剂是临床应用广泛的一类固体剂型，主要供口服给药。

1.优点

（1）掩盖药物的不良嗅味，提高药物稳定性 药物在胶囊壳的保护下，免于空气、光线等的干扰，掩蔽药物的不良嗅味，保护性质不稳定的药物，以维持药物的稳定性。

（2）起效快、生物利用度高 药物以粉末或颗粒状态直接填装于囊壳中，不同于片剂、丸剂等剂型，胶囊剂未经机械挤压等过程，使该制剂在目标位置迅速分散、释放和吸收，快速起效，提高生物利用度。

（3）帮助液态药物固体剂型化 可以把难以制成丸剂、片剂等固体制剂的液态药物或含油量高的药物充填于软质胶囊中，制成方便携带、服用和剂量明确的软胶囊。

（4）药物缓释、控释和定位释放 将药物制成缓释、控释的颗粒，按需装入胶囊中，起到缓释控释作用；肠溶胶囊壳装载药物，可在小肠处定位释放；可制成定位在直肠或阴道的腔道给药的胶囊剂。

2.局限性

除了上述优点外，从药物稳定性、制备工艺和经济效应方面考虑，胶囊剂还存在一定局限性。

（1）胶囊壳多以明胶为原料制备，受温度和湿度影响较大。以湿度为例，相对湿度较低易导致胶囊壳龟裂、减重；相对湿度较高胶囊壳易变形、增重。因此在制备、贮存时应该妥善处理。

（2）生产成本相对较高。胶囊剂是把药物制备成粉末、颗粒、小片、小丸等后，填充于囊壳中，增加了制备的工艺程序和生产成本。

（3）婴幼儿和老人等特殊群体，口服胶囊剂有一定困难。

（4）胶囊剂对内容物有一定的要求，有些药物不适宜制成胶囊剂。例如：①会导致囊壁溶化的水溶液或稀乙醇溶液药物；②会导致囊壁软化的风化性药物；③会导致囊壁脆裂的强吸湿性的药物；④导致明胶变性的醛类药物；⑤会导致囊材软化或溶解的含有挥发性、小分子有机物的液体药物；⑥会导致囊壁变软的O/W型乳剂药物。

依据溶解和释放特性，胶囊剂可分为硬胶囊（通称为胶囊）、软胶囊（胶丸）、缓释胶囊、控释胶囊和肠溶胶囊，主要供口服。①硬胶囊系采用适宜的制剂技术，将药物或加适宜辅料制成粉末、颗粒、小片或小丸等填充于空心胶囊中；②软胶囊系将一定量的液体药物直接包封，或将固体药物溶解或分散在适宜的赋形剂中制备成溶液、混悬液、乳液或半固体，密封于球形或椭圆形的软质囊材中；③缓释胶囊系指在水中或规定的释放介质中缓慢地非恒速释放药物的胶囊剂；④控释胶囊系指在水中或规定的释放介质中缓慢地恒速或接近恒速释放药物的胶囊剂；⑤肠溶胶囊系指硬胶囊或软胶囊经药用高分子材料处理或其他适宜方法加工而成；肠溶胶囊不溶于胃液，但能在肠液中崩解并释放活性成分。

构成空心硬质胶囊壳或弹性软质胶囊壳的材料是明胶、甘油（丙三醇）、水以及其他的药用材料，但各成分的比例不尽相同，制备方法也不相同。

胶囊剂服用方便，疗效确切，适用于大多数患者。服用时的最佳姿势为站立服用、低头咽，且须整粒吞服。所用的水一般是温度不超过40℃的温开水，温度过高，会使以明胶为主要原料的胶囊壳软化，甚至破坏，影响药物在体内的生物利用度。水量在100ml左右较为适宜，避免由于胶囊药物质地轻，悬浮在会厌上部，引起呛咳。干吞胶囊易导致胶囊的明胶吸水后附着在食管上，造成局部药物浓度过高危害食管，使黏膜损伤，甚至溃疡。

药师审方时应注意：胶囊剂须整粒吞服，避免被掩盖的异味散发，确保服用剂量准确，在提高患者依从性的同时，发挥最佳药效。在服用缓释、控释胶囊剂时，胶囊壳有时会起到缓释或控释的作用，整体服用才会发挥最佳药效，若剥去囊壳会造成突释等不良效果。

四、丸剂

丸剂系指原料药物与适宜的辅料制成球形或类球形的固体制剂。丸剂为应用广泛的中药传统剂型，至今仍是中药制剂的主要剂型之一。

丸剂按赋形剂不同，可分为水丸、蜜丸、水蜜丸、浓缩丸、糊丸、蜡丸、糖丸等。按制法不同，丸剂可分为泛制丸、塑制丸与滴制丸。

1.水丸　水丸习称水泛丸，系指饮片细粉以水（或根据制法用黄酒、醋、稀药汁、糖液、含5%以下炼蜜的水溶液等）为黏合剂制成的丸剂。

水丸的特点：①丸粒较小，表面光滑，便于服用，不易吸潮，利于贮存。②可根据药物性质分层泛丸。将易挥发、刺激性等药物泛入内层，可掩盖药物的不良气味，提高挥发性成分的稳定性；或将缓释、速释药物分别泛入丸剂内、外层，制成长效制剂。③较易溶散，吸收、显效较快，尤适于中药解表和消导制剂。④生产设备简单，可小量制备或大量生产。⑤多采用饮片细粉泛制，易引起微生物污染；药物的均匀性及溶散时间也较难控制。

水丸的大小规格，传统多以实物为参照描述，如芥子大、梧桐子大等。现则规定一定丸粒数的重量或每丸重量。

水丸的赋形剂主要有润湿剂和黏合剂，前者的作用在于润湿药物细粉，诱导其黏性，后者的主要作用在于增强药物细粉的黏性，利于成型。其中有的赋形剂本身有一定的药效，有的可促进药物中某些成分的溶出。常见的有水、酒、醋、药汁等。

2. 蜜丸　蜜丸系指饮片细粉以炼蜜为黏合剂制成的丸剂。其中每丸重量在0.5g（含0.5g）以上的称大蜜丸，每丸重量在0.5g以下的称小蜜丸。

水蜜丸系指饮片细粉以炼蜜和水为黏合剂制成的丸剂。

蜂蜜富含葡萄糖和果糖，以及有机酸、维生素、挥发油、酶类、无机盐等营养成分，具滋补、矫味、润肺止咳、润肠通便、解毒等作用，故蜜丸常作为滋补药，或用于慢性疾病治疗。此外，蜂蜜中大量的还原糖具有抗氧化作用，可防止有效成分的氧化。水蜜丸除具备上述特点外，尚具有丸粒小、光滑圆整、易于吞服、节省蜂蜜、降低成本、利于贮存的特点。

3. 浓缩丸　浓缩丸系指饮片或部分饮片提取浓缩后，与适宜的辅料或其余饮片细粉，以水、炼蜜或炼蜜和水为黏合剂制成的丸剂。根据所用黏合剂的不同，分为浓缩水丸、浓缩蜜丸和浓缩水蜜丸。

浓缩丸又称药膏丸、浸膏丸，始载于晋代葛洪的《肘后方》。浓缩丸中部分或全部饮片经提取浓缩（或纯化）处理，具有体积和服用剂量小，易于吸收，服用、携带及贮存方便等优点。但浓缩过程中受热时间较长，应注意某些成分可能会受影响。

4. 糊丸　糊丸系指饮片细粉以米糊或面糊等为黏合剂制成的丸剂。糊丸溶散迟缓，释药缓慢，"取其迟化"可延长药效；同时减少药物对胃肠道的刺激性。含毒性饮片或刺激性饮片以及需延缓药效的方药，可制成糊丸。

糊粉和制糊方法不同，所制糊的黏合力和糊丸的溶散时间不同。其中糯米粉糊的黏合力最强，面粉糊使用广且黏合力较好，黍米粉和神曲粉也有使用。糊粉稠度或用量过多，可导致糊丸溶散时间超限。

5. 蜡丸 蜡丸系指饮片细粉以蜂蜡为黏合剂制成的丸剂。"蜡丸取其难化而旋，旋取效或毒药不伤脾胃"，即蜡丸在体内不溶散，缓缓持久释放药物，与现代骨架型缓释、控释制剂系统相似。毒性或刺激性强的药物制成蜡丸可减轻毒性和刺激性，但其释药速率的控制难度大，目前蜡丸品种少。

蜂蜡为蜜蜂分泌的蜡，又称黄蜡，呈黄色、淡黄棕色或黄白色块状，有蜂蜜样香气，熔点62~67℃，相对密度为0.960~0.969。蜂蜡不溶于水，含软脂酸蜂酯（$C_{15}H_{31}COOC_{30}H_{61}$）约80%、游离的蜡酸约15%，市售品含芳香有色物质蜂蜡素以及多种杂质约4%。常用煮法纯化，即将蜂蜡加适量水加热熔化，搅拌使杂质下沉，静置，冷后取出上层蜡块，刮去底面杂质，反复几次，即可。川白蜡、石蜡不能供制蜡丸。

6. 滴丸 滴丸系指固体或液体药物与适当物质（一般为基质）加热熔融混匀后，滴入不相混溶的冷凝液中、收缩冷凝而制成的小丸状制剂，主要供口服使用，也可供外用和局部入耳、鼻、直肠、阴道使用。根据特点与用途滴丸剂可分为速释高效滴丸，缓释、控释滴丸，溶液滴丸，栓剂滴丸，硬胶囊滴丸，包衣滴丸，脂质体滴丸，肠溶衣滴丸和干压包衣滴丸。

（1）速释高效滴丸 滴丸是利用固体分散体的技术进行制备。当基质溶解时，体内药物以微细结晶、无定形微粒或分子形式释出，所以溶解快、吸收快、作用快、生物利用度高。

（2）缓释、控释滴丸 缓释是使滴丸中的药物在较长时间内缓慢溶出，而达长效；控释是使药物在滴丸中以恒定速度溶出，其作用可达数日甚至更多。如氯霉素控释滴丸。

（3）溶液滴丸 滴丸采用水溶性基质来制备，在水中可崩解为澄明溶液。如氯己定滴丸可用于饮用水消毒。

（4）硬胶囊滴丸 硬胶囊中可装入不同溶出度的滴丸，以组成所需溶出度的缓释小丸胶囊。

（5）包衣滴丸 同片剂、丸剂一样需包糖衣、薄膜衣等。

（6）脂质体滴丸 是将脂质体在不断搅拌下加入熔融的聚乙二醇4000中形成混悬液，倾倒于模型中冷凝成型。

（7）肠溶衣滴丸 采用在胃中不溶解的基质制备而成。

（8）干压包衣滴丸 以滴丸为中心，压上其他药物组成的衣层，融合了两种剂型的优点。

滴丸剂的特点：①设备简单，操作方便，工艺周期短，生产率高。②工艺条件易于控制，质量稳定，剂量准确，受热时间短，易氧化及具挥发性的药物溶于基质后可增加其稳定性。③基质容纳液态药物的量大，故可使液态药物固形化。④用固体分散技术制备的滴丸具有吸收迅速、生物利用度高的特点。⑤发展了耳、眼科用药的新剂型，五官科制剂多为液态或半固态剂型，作用时间不持久，制成滴丸剂可起到延效作用。

滴丸多为舌下含服，药物通过舌下黏膜直接吸收，进入血液循环。一般含服5~15分钟就能起效，最多不超过30分钟，如速效救心丸和复方丹参滴丸等。有的加入了缓释剂，可明显延长药物的半衰期，达到长效的目的。需要时，口含也可。滴丸技术适用于含液体药物及主药体积小或有刺激性的药物，不仅可用于口服，还可用于局部用药，如耳部用药、眼部用药等，如速效救心丸与复方丹参滴丸等。

药师审方时应注意：常见滴丸剂因药物性质不同，使用注意事项也不同。例如：清开灵滴丸，风寒感冒者不适用，高血压、心脏病患者慎服；穿心莲内酯滴丸，脾胃虚寒大便溏者慎用；麝香通心滴丸，含有毒性药材蟾酥，应按说明书规定剂量服用。

7. 糖丸　糖丸系指以适宜大小的糖粒或基丸为核心，用糖粉和其他辅料的混合物作为撒粉材料，选用适宜的黏合剂或润湿剂制丸，并将原料药物以适宜的方法分次包裹在糖丸中而制成的制剂。味甜，易溶化，适于儿童用药，多用于疫苗制剂。

五、液体制剂

液体制剂系指药物分散在适宜的分散介质中制成的可供内服或外用的液体形态的制剂。

在液体制剂中，药物称为分散相，药物可以是固体、液体或气体，在一定条件下以分子、离子、小液滴、不溶性微粒、胶粒等形式分散于分散介质中形成液体分散体系。液体制剂的理化性质、稳定性、药效甚至毒性等均与药物粒子的大小有密切关系。一般药物在分散介质中的分散度愈大体内吸收愈快，呈现的疗效也愈高。为改善药物的分散状态、提高产品的稳定性、掩盖其不良嗅味等，液体制剂中常加入增溶剂、助悬剂、防腐剂等附加剂。

在液体制剂中，溶剂对药物主要起溶解和分散作用，对液体制剂的药理效应、稳定性亦有重要影响。理想的溶剂应符合以下要求：①毒性小、无刺激性、无不适的臭味；②化学性质稳定，不与药物或附加剂发生化学反应，不影响药物的含量测定；③对药物具有较好的溶解性和分散性。液体制剂的常用溶剂按极性大小分为：极性溶剂（如水、甘油、二甲基亚砜等）、半极性溶剂（如乙醇、丙二醇、聚乙二醇等）和非极性溶剂（脂肪油、液状石蜡、油酸乙酯、乙酸乙酯等）。

（一）液体制剂常用附加剂

制备不同类型液体制剂，需选择各类附加剂，起到增溶、助溶、乳化、助悬、润湿以及矫味（嗅）、着色等作用。

1.增溶剂 增溶是指难溶性药物在表面活性剂的作用下，在溶剂中增加溶解度并形成溶液的过程。具增溶能力的表面活性剂称为增溶剂，被增溶的药物称为增溶质。增溶量为每1g增溶剂能增溶药物的克数。以水为溶剂的液体制剂，增溶剂的最适亲水亲油平衡值（HLB值）为15~18，常用增溶剂为聚山梨酯类、聚氧乙烯脂肪酸酯类等。

2.助溶剂 难溶性药物与加入的第三种物质在溶剂中形成可溶性分子间的络合物、缔合物或复盐等，以增加药物在溶剂中的溶解度。这第三种物质称为助溶剂。助溶剂多为某些有机酸及其盐类，如苯甲酸、碘化钾等；酰胺或胺类化合物，如乙二胺等；一些水溶性高分子化合物，如聚维酮。助溶剂可溶于水，多为低分子化合物，形成的络合物多为大分子。

3.潜溶剂 潜溶剂系指能形成氢键以增加难溶性药物溶解度的混合溶剂。能与水形成潜溶剂的有乙醇、丙二醇、甘油、聚乙二醇等。

4.防腐剂 防腐剂（又称抑菌剂）系指具有抑菌作用，能抑制微生物生长繁殖的物质。理想的防腐剂应符合以下条件：物理、化学性质稳定，不与制剂成分相互作用，不受温度、pH 的影响；安全，无过敏性、刺激性，不影响药物的药效，对人体无害；在水中的溶解度可以达到最小抑菌浓度；抑菌谱广，对大多数微生物有较强的抑制作用等。常用防腐剂如下。

（1）苯甲酸与苯甲酸钠 一般用量为0.25%~0.4%，水中的溶解度为0.29%，在pH 4的介质中作用最好，适用于内服和外用制剂作防腐剂。

（2）对羟基苯甲酸酯类 亦称尼泊金类，有甲、乙、丙、丁四种酯，无毒、无味、无臭，不挥发，性质稳定，抑菌作用强，对大肠埃希菌有很强的抑制作用。几种对羟基苯甲酸酯混合使用有协同作用，防腐效果更佳，如乙酯–丙酯（1∶1）、乙酯–丁酯（4∶1）。常用量为0.01%~0.25%。对羟基苯甲酸酯在水中溶解度较小，配制时先将水加热到80℃左右，加入对羟基苯甲酸酯搅拌溶解或取对羟基苯甲酸酯先溶于少量乙醇中，再加入溶液中，混合均匀。对羟基苯甲酸酯与苯甲酸［0.25%∶（0.05%~0.1%）］联合使用对防治霉变、发酵效果最佳。对羟基苯甲酸酯类与聚山梨酯类配伍时，由于分子间络合作用，对羟基苯甲酸酯类的溶解度增加，但游离型减少，防腐能力减低，因此含聚山梨酯类的药液不宜选用本类防腐剂。本品适于作内服液体制剂的防腐剂。

（3）山梨酸与山梨酸钾 常用浓度为0.15%~0.25%，对细菌和霉菌均有较强抑菌效力，需在酸性溶液中使用，在pH4时防腐效果最好。在含有聚山梨酯的液体制剂中仍有较好的防腐效力。

（4）苯扎溴铵 又称新洁尔灭，为阳离子型表面活性剂。本品无刺激性，溶于水、乙醇。在酸性、碱性条件下稳定，能够耐受热压灭菌，常用量为0.02%~0.2%，多外用。

（5）其他防腐剂 乙醇、苯酚、甲酸、三氯叔丁醇、苯甲醇、硝酸苯汞、硫柳汞、甘油、三氯甲烷、桉油、桂皮油、薄荷油等均可作防腐剂使用。

5.矫味剂 矫味剂系指药品中用以改善或屏蔽药物不良气味和味道，使患者难以觉察药物的强烈苦味（或其他异味，如辛辣、刺激等）的药用辅料。矫味剂分为甜味剂、芳香剂、胶浆剂、泡腾剂等类型。

（1）甜味剂 常用甜味剂包括天然甜味剂与合成甜味剂两大类。天然甜味剂主要有蔗糖、单糖浆、橙皮糖浆、桂皮糖浆等，不但能矫味而且能矫臭。山梨醇、甘露醇等也可作甜味剂。合成甜味剂主要有糖精钠，甜度为蔗糖的200~700倍，易溶于水，常用量为0.03%，常与单糖浆、蔗糖和甜菊苷合用；阿司帕坦，为天门冬酰苯丙氨酸甲酯，为二肽类甜味剂，甜度比蔗糖高150~200倍，不致龋齿，适用于糖尿病、肥胖症患者。

（2）芳香剂 香料和香精统称为芳香剂。常用芳香剂分为天然香料、人工香料。天然香料包括由植物中提取的芳香性挥发油，如柠檬挥发油、薄荷挥发油等，以及它们的制剂，如薄荷水、桂皮水等；人造香料是在天然香料中添加一定量的溶剂调和而成的混合香料，如苹果香精、香蕉香精等。

（3）胶浆剂 胶浆剂具有黏稠、缓和的性质，可以干扰味蕾的味觉而矫味，如阿拉伯胶、羧甲纤维素钠、琼脂、明胶、甲基纤维素等的胶浆。如在胶浆剂中加入适量糖精钠或甜菊苷等甜味剂，可增加其矫味作用。

（4）泡腾剂　将有机酸与碳酸氢钠混合后，遇水产生大量二氧化碳，二氧化碳能麻痹味蕾起矫味作用。对盐类的苦味、涩味、咸味有所改善。

6.着色剂　着色剂系指能够改善制剂的外观颜色从而识别制剂的品种、区分应用方法以及减少患者厌恶感的一类附加剂。着色剂分为天然色素和合成色素两大类。

（1）天然色素　分为植物性色素和矿物性色素，可用作内服制剂和食品的着色剂。常用的植物性色素：黄色的有胡萝卜素、姜黄等；绿色的有叶绿酸铜钠盐；红色的有胭脂红、苏木等；棕色的有焦糖等；蓝色的有乌饭树叶、松叶兰等。常用的矿物性色素是棕红色的氧化铁。

（2）合成色素　我国批准的合成色素有胭脂红、柠檬黄、苋菜红等，通常将其配成1%的贮备液使用。

（二）低分子溶液剂

低分子溶液剂，系指小分子药物以分子或离子状态分散在溶剂中形成的均匀的可供内服或外用的液体制剂。

1.溶液剂　溶液剂系指药物溶解于溶剂中形成的澄明液体制剂。溶液剂的溶质一般为不挥发性的化学药物，溶剂多为水，也可用不同浓度乙醇或油为溶剂。根据需要可以加入增溶剂、助溶剂、防腐剂等附加剂。

2.芳香水剂　芳香水剂系指芳香挥发性药物（多为挥发油）的饱和或近饱和水溶液，亦可用水与乙醇的混合溶剂制成浓芳香水剂。芳香性植物药材经水蒸气蒸馏法制得的内服澄明液体制剂称为露剂。

3.醑剂　醑剂系指挥发性药物的浓乙醇溶液。可以内服、外用。挥发性药物多数为挥发油。凡用以制备芳香水剂的药物一般都可以制成醑剂。

4.糖浆剂　糖浆剂系指含有药物的浓蔗糖水溶液，供口服使用。糖浆剂中的药物可以是化学药物也可以是药材的提取物。蔗糖和芳香水剂能掩盖某些药物的苦味、咸味及其他不适臭味，使其容易服用，但糖浆剂易被真菌和其他微生物污染，使糖浆剂浑浊或变质。

（三）高分子溶液剂与溶胶剂

1.高分子溶液剂　高分子溶液剂系指高分子化合物（如胃蛋白酶、聚维酮、羧甲纤维素钠等）以单分子形式分散于分散介质中形成的均相体，属热力学稳定体系。

2.溶胶剂　溶胶剂系指固体药物以多分子聚集体形式分散在水中形成的非均相液体制剂，也称为疏水胶体，药物微粒在1~100nm，胶粒是多分子聚集体，有极大的分散度，属于热力学不稳定体系。目前临床应用较少，但溶胶性质在药剂学中非常重要。

（四）混悬剂

混悬剂系指难溶性固体药物以微粒状态分散于分散介质中形成的非均相的液体制剂。其中也包括干混悬剂，即难溶性固体药物与适宜辅料制成的粉状物或颗粒状物，使用时加水振摇即可分散成混悬液。混悬剂中药物微粒一般在0.5~10μm，根据需要药物粒径也可以小于0.5μm或大于10μm，甚至达50μm。混悬剂属于热力学、动力学均不稳定体系，所用分散介质大多为水，也可用植物油等分散介质。混悬剂可供内服、外用、注射、滴眼等。

混悬剂的特点：①有助于难溶性药物制成液体制剂，并提高药物的稳定性。混悬剂中的药物以固体微粒的形式存在，可以提高药物的稳定性。②相比于固体制剂更加便于服用。混悬液属于粗分散体，可以掩盖药物的不良气味。③产生长效作用，混悬剂中的难溶性药物的溶解度低，从而导致药物的溶出速率低，达到长效作用。

混悬剂中常用的稳定剂有润湿剂（磷脂类、泊洛沙姆、聚山梨酯类、脂肪酸山梨坦类等）、助悬剂（低分子助悬剂、高分子助悬剂、硅皂土、触变胶）、絮凝剂与反絮凝剂（枸橼酸盐、枸橼酸氢盐、酒石酸盐、酒石酸氢盐、磷酸盐等）。

混悬剂主要适用于难溶性药物制成液体制剂，搽剂、洗剂、注射剂、滴眼剂、气雾剂、软膏剂和栓剂中都有混悬剂存在。

使用注意事项：①需要摇匀后才可使用；②混悬剂应放在低温避光的环境中保存，避免其发生不可逆的变化。

（五）乳剂

乳剂系指两种互不相溶的液体混合，其中一种液体以细小的液滴均匀地分散在另一种液体中形成非均相液体分散体系。分散的液滴状液体称为分散相，包在外面的液体称为分散介质（分散媒）。液体分散相分散于不相混溶介质中形成乳剂的过程称为"乳化"。

乳剂是一种药物载体，其主要特点包括：①乳剂中液滴的分散度很大，药物吸收快、药效发挥快及生物利用度高；②O/W型乳剂可掩盖药物的不良气味，并可以加入矫味剂；③减少药物的刺激性及不良反应；④可增加难溶性药物的溶解度，如纳米乳，提高药物的稳定性，如对水敏感的药物；⑤外用乳剂可改善药物对皮肤、黏膜的渗透性；⑥静脉注射乳剂，可使药物具有靶向作用，提高疗效。

但乳剂也存在一些不足，因为其大部分属热力学不稳定系统，在贮藏过程中易受影响，出现分层、破乳或酸败等现象。

对于液体制剂，药师审方时应注意：①药物本身所含辅料带来的不良反应；②药物联用时原料、辅料的相互作用；③液体制剂剂量的准确换算等。

六、散剂

散剂系指药物与适宜的辅料经粉碎、均匀混合制成的干燥粉末状制剂。

目前，散剂通常用在中药剂型中，中药散剂系指药材或药材提取物经粉碎、混合均匀制成的粉末状制剂。散剂为传统剂型之一，最早记载于《五十二病方》。古有"散者散也，去急病用之"的论述。散剂有以下特点：①比表面积较大，易分散有利吸收、起效迅速；②制备简便；③外用对疮面有一定的机械性保护作用；④口腔科、耳鼻喉科、伤科和外科多有应用，也适于小儿给药。但因比表面积较大，散剂易吸潮、药物成分化学活性增强而容易散失、氧化，所以易吸湿或易氧化变质的药物、刺激性大的药物、含挥发性成分多且剂量大的药物不宜制成散剂。

散剂可分为口服散剂和局部用散剂。口服散剂一般溶于或分散于水、稀释液或其他液体中服用，也可直接用水送服。口服散剂可发挥全身治疗作用或局部作用。局部用散剂可供皮肤、口腔、咽喉、腔道等处疾病的应用。专供治疗、预防和润滑皮肤的散剂也称撒布剂或撒粉。

内服散剂一般为细粉，以便儿童以及老人服用，服用时不宜过急，单次服用剂量适量，服药后不宜过多饮水，以免药物过度稀释导致药效差等。内服散剂应温水送服，服用后半小时内不可进食，服用剂量过大时应分次服用，以免引起呛咳；服用不便的中药散剂可加蜂蜜调和送服或装入胶囊吞服。对于温胃止痛的散剂不需用水送服，应直接吞服以利于延长药物在胃内的滞留时间。

外用或局部外用散剂适宜于溃疡、外伤的治疗；外用或局部外用散剂的使用主要有撒敷法和调敷法。撒敷法是将外用散直接撒布于患处，调敷法则需用茶、黄酒、香油等液体将散剂调制成糊状敷于患处。

七、中药浸出制剂

浸出制剂系指用适宜的溶剂和方法浸提饮片中有效成分而制成的供内服或外用的一类制剂。浸出制剂常用水和不同浓度的乙醇为溶剂。以水为溶剂时，多用煎煮法制备；采用非水溶剂时，可选用渗漉法、浸渍法、回流提取法等方法制备。

浸出制剂主要特点：符合中医药理论，体现方药复方成分的综合疗效；汤剂还可适应中医辨证施治的需要；药效缓和、持久、副作用小；服用剂量较小、使用方便；部分浸出制剂可用作其他制剂的原料；但某些浸出制剂稳定性较差。

根据浸提溶剂和成品情况，浸出制剂可分为：①水浸出制剂，如汤剂、合剂等；②醇浸出制剂，如药酒、酊剂、流浸膏剂等，有些流浸膏虽然是用水浸出中药成分，但成品中仍需加适量乙醇；③含糖浸出制剂，如煎膏剂、糖浆剂等；④无菌浸出制剂，如中药注射剂、滴眼剂等；⑤其他浸出制剂，除上述各种浸出制剂外，还有用中药提取物为原料制备的颗粒剂、片剂、浓缩丸剂、栓剂、软膏剂、气雾剂等。

（一）汤剂、酒剂、酊剂

1.汤剂　汤剂是指用中药材加水煎煮，去渣取汁制成的液体剂型，亦称"煎剂"。汤剂的服用剂量与时间不定，或宜冷饮的制剂称为"饮"；将药材用水或其他溶剂采用适宜方法提取，经浓缩制成的内服液体制剂称为"中药合剂"。汤剂系按照煎煮法制备，用途比较广泛，可以内服和外用。

汤剂是应用最早、最为广泛的传统剂型，具有以下特点：组方灵活，适应中医临床辨证施治、随症加减用药的需要，能充分发挥复方综合疗效；以水为溶剂，制法简便，吸收、奏效较为迅速；味苦量大，服用不便；不宜久置，必须临时制备，多有不便；挥发性及难溶性成分提取率或保留率低，可能影响疗效。目前有配方颗粒的形式在应用，具有良好的前景。

2. 酒剂　酒剂又名药酒，系指饮片用蒸馏酒提取制成的澄清液体制剂。药酒为了矫味或着色可酌加适量的糖或蜂蜜。酒剂一般用浸渍法、渗漉法制备，多供内服，少数作外用，也有兼供内服和外用。

酒剂是我国应用最早的中药剂型之一。酒辛甘大热，能散寒行血通络，作为提取溶剂有利于有效成分浸出，且具有易于分散、助长药效之特性。故祛风散寒、活血通络、散瘀止痛等方剂常制成酒剂。酒剂组方灵活，制备简便，剂量较小，服用方便，且不易霉变，易于保存。但儿童、孕妇、心脏病患者及高血压患者不宜服用。酒剂生产中所用的白酒应符合饮用酒的有关规定，内服药酒应以谷类酒为原料。酒剂应澄清，但在贮藏期间允许有少量轻摇易散的沉淀。

3. 酊剂　酊剂系指将原料药物用规定浓度的乙醇提取或溶解而制成的澄清液体制剂，也可用流浸膏稀释制成。供口服或外用。酊剂的浓度除另有规定外，含有毒性药品（药材）的酊剂，每100ml相当于原药物10g；其他酊剂，每100ml相当于原药物20g。酊剂的制备方法有稀释法、溶解法、浸渍法和渗漉法。

酊剂以乙醇为溶剂，含药量较高，服用剂量小，易于保存。因乙醇本身具有一定药理作用，其应用受到一定限制。

（二）浸膏剂、流浸膏剂与煎膏剂

1. 浸膏剂　系指饮片用适宜溶剂提取，蒸去部分或全部溶剂，调整至规定浓度而制成的制剂。除另有规定外，浸膏剂每1g相当于饮片2~5g。浸膏剂不含溶剂，有效成分含量高，体积小，疗效确切。浸膏剂可用煎煮法和渗漉法制备。

2. 流浸膏剂　系指药材用适宜的溶剂浸出有效成分，蒸去部分溶剂，调整浓度至规定标准而制成的液体制剂。除另有规定外，流浸膏剂每1ml相当于饮片1g。制备流浸膏剂常用不同浓度的乙醇为溶剂，少数以水为溶剂。

3. 煎膏剂　系指药材用水煎煮，去渣浓缩后，加糖或炼蜜制成的半流体制剂，也称膏滋。煎膏剂药效以滋补为主，兼有缓慢的治疗作用（如调经、镇咳等）。煎膏剂用煎煮法制备，应无焦臭、异味，无糖的结晶析出。

煎膏剂具有体积小、稳定性好、较易保存、口感好、服用方便等优点。

八、经胃肠道给药剂型临床使用注意事项

口服给药法是指药物经口服后被胃肠道吸收入血，通过血液循环到达局部或全身组织，达到治疗疾病的目的。

1.口服药物的用药时间 口服药物需要根据时辰药理学，选择最适宜的服用药物时间。目的在于：①增强药效，提高生物利用度；②减少、规避不良反应；③降低给药剂量，节约医药资源；④提高用药依从性。

激素类药宜在早晨一次服用，比一日3次服用不良反应小得多，因早晨6~8时是肾上腺素分泌的高峰期，晚10时最低。夜间进入睡眠时，人体的血压比白天下降20%左右，高血压病患者睡前服用降压药，容易导致血压大幅度下降，造成心、脑、肾等器官供血不足，甚至诱发脑血栓或心肌梗死；患者应注意，如果每天服用一次应安排在早上起床后，每天服用多次最晚一次应安排在睡前3~4小时。抗组胺药如马来酸氯苯那敏等，早7点服疗效可持续15~17小时，若晚7点服则只能持续6~8小时；止痛药宜中午服用，因11~12时痛觉最敏感，而最不敏感时间为上午9时。

空腹服用：头孢类抗生素、肠溶红霉素、利福平、驱虫药、盐类泻药，如硫酸镁（保持较高浓度，迅速发挥作用，避免食物影响吸收，提高生物利用度）等。

饭前服用：苦味药（饭前10分钟，可增加食欲和胃液分泌）；药用炭（便于吸附有害物及气体）；解痉药如阿托品；止吐药如甲氧氯普胺（饭前30分钟）；抗酸药如碳酸氢钠（直接作用）、氢氧化铝（保护胃壁）；异烟肼、利福平、氨苄西林（因食物可使其生物利用度下降）等。

饭时服用：助消化药，如多酶片（及时发挥作用）等。

饭后服用：大部分药物可在饭后服用，特别是刺激性药物，如阿司匹林、甲硝唑、吲哚美辛、多西环素、小檗碱、磺胺类、呋喃妥因、苯妥英钠、利尿药（因食物可使其生物利用度增加）等。

睡前服用：催眠药如安定等（使适时入睡）。另外，夜12时到次日凌晨2时是哮喘病发作期，故平喘药宜睡前服。泻药可睡前服，以便8~12小时排便。

夜间服用：心脏病患者对洋地黄的敏感性夜间比白天高40倍，糖尿病患者在凌晨4点对胰岛素最敏感，较小量即可。

不能同时服用的：异烟肼+利福平，二者不可同时早晨服用，因这样可使

后者的半衰期缩短，而两药同时用会增加前者对肝脏的毒性作用。正确用法：利福平宜清晨空腹服用，异烟肼宜晚上饭前服用（这样既减少二者作用机会，又不影响协同作用）。

定时服用：抗生素类（维持有效浓度）。

必要时服用：解痉止痛药、退热药、抗心绞痛药等。

2. 口服药物的用药注意事项

（1）含服药不宜吞服 如四季润喉片、华素片、速效救心丸等。心绞痛发作时，将硝酸甘油片嚼碎含于舌下，才能迅速缓解心绞痛症状。

（2）不要破坏药物剂型 控释剂、缓释剂、胶囊剂、肠溶剂等易被胃酸破坏或对胃有刺激性，故不宜掰开服用。肠溶片在胃液中2小时不会发生崩解或溶解，如果把肠溶片嚼碎，也就失去了上述的保护意义；缓释片的外观与普通片剂相似，但在药片外包有一层半透膜，若嚼碎服用，则破坏了半透膜，不能起到缓慢释放药物的作用；控释片是指将药物置入一种人工合成的优质惰性聚合物中，口服后，药物按要求缓慢恒速或接近恒速释放，即定时定量释放，药物释放完毕，聚合物随之溶化或排出体外。且每日用药次数比普通片剂少。因此，控释片不能嚼碎服用。

（3）需要嚼服的 复方氢氧化铝片、氢氧化铝片、胶体次枸橼酸铋片，嚼碎后进入胃中很快在胃壁上形成一层保护膜，从而减轻胃内容物对胃壁溃疡的刺激；酵母片因其含黏性物质较多，不嚼碎会在胃内形成黏性团块，影响药物发挥作用。

（4）不宜用热水服用的

①助消化药：如胃蛋白酶合剂、胰蛋白酶、淀粉酶、多酶片、乳酶生、酵母片等，此类药多是酶、活性蛋白质或益生细菌，受热后即凝固变性而失去作用，达不到助消化的目的。

②维生素类：维生素类中的维生素C、维生素B_1、维生素B_2性质不稳定，受热后易还原破坏而失去药效。

③止咳糖浆类：此类糖浆多为复方制剂，若用热水冲服，会稀释糖浆，降低黏稠度，不能在呼吸道形成保护性的"薄膜"而影响疗效。

（5）宜多饮水送服的

①平喘药：茶碱、氨茶碱、胆茶碱、二羟基茶碱等，由于其可提高肾血流

量，具有利尿作用，使尿量增多，易致脱水，出现口干、多尿或心悸；同时哮喘者又往往伴有血容量较低。服用此类药物应注意适量补充液体，多喝白开水。

②利胆药：利胆药能促进胆汁分泌和排出，机械地冲洗胆道，有助于排出胆道内的泥沙样结石和胆结石术后少量的残留结石。但利胆药中苯丙醇（利胆醇）、曲匹布通（舒胆通）、羟甲香豆素（胆通）、去氢胆酸和熊去氧胆酸服后可引起胆汁过度分泌和腹泻。服用此类药物期间应尽量多喝水，以避免过度腹泻而脱水。

③双膦酸盐：阿仑膦酸钠、氯膦酸二钠、帕米膦酸钠、唑来膦酸在用于治疗高钙血症时，因可致电解质紊乱和水丢失，应注意补充液体，使每日的尿量达2000ml以上。不能将氯膦酸盐与含有钙或其他二价阳离子的牛奶、食物或药物同服，因为它们会减少氯膦酸盐的吸收。

④抗痛风药：应用排尿酸药如磺吡酮、丙磺舒或别嘌醇的过程中，应多饮水，每日保持尿量在2000ml以上，同时应碱化尿液，使其酸碱度（pH）保持在6以上，以防止尿酸在排出过程中在泌尿道形成结石。

⑤抗尿路结石药：服用排石汤、排石冲剂、消石素等，都应多饮水，保持每日尿量在2500～3000ml，以冲洗尿道并稀释尿液，降低尿液中盐类的浓度，减少尿盐沉淀的机会。

⑥电解质：口服补液盐（ORS）粉、补液盐3号粉，按说明书要求每袋加足量的凉开水冲溶后服下。

（6）与食物同服 罗红霉素在与牛奶同服后吸收良好，分布增高。利福平、甲硝唑等药物与牛奶、豆浆等同服形成难溶性不吸收的络合物，据报道，空腹服用利福平，1小时后血药浓度达高峰，与牛奶同服，1小时后药物吸收甚少。服用铁剂不宜饮茶。

（7）用药后的正常反应 如服用地西泮（抗焦虑药）、马来酸氯苯那敏（抗组胺药）、某些降压药后常产生头昏、精神不集中等反应，故不宜从事需精神高度集中的或危险的工作，有些药物停用后药效持续达1～2天，所以更要注意安全；铋剂、硫酸亚铁等使粪便变黑；服用利福平后，大小便、唾液、痰液、泪液等可呈橘红色；服用吲哚美辛后粪便变绿。出现这些现象，患者不要惊慌，可咨询医师或药师。

（8）口服生态制剂的正确服用方法 有些微生态制剂要求低温（2～10℃）

下保存，如双歧三联活菌胶囊（培菲康）；有些活菌不耐酸，宜在餐前30分钟服用，如双歧杆菌活菌，以避免就餐时刺激胃酸分泌使酸性增加而灭活菌体；大多数微生态制剂不耐热，服用时不宜以热水送服，宜用温开水；不宜与抗生素、小檗碱（黄连素）、药用炭、鞣酸蛋白、铋剂、氢氧化铝同服，以免杀灭菌株或减弱药效，可错开时间约2小时。

一些常用口服药的使用注意事项详见表2-2。

表2-2 常用口服药物的使用注意事项

药物类别	使用注意事项
抗组胺药	有嗜睡的副作用，服药后不能驾车、从事高空作业或进行其他精细与危险性操作；另外西咪替丁餐后服比餐前服效果佳，一般提倡睡前服用H$_2$受体阻断药（抑制夜间胃酸分泌，减少胃酸对溃疡面的刺激，有利于溃疡的愈合）
磺胺类药（复方磺胺甲噁唑）	因磺胺类药主要经肾脏排泄，易形成结晶刺激尿路和阻塞尿路。大量饮水可以冲走尿结晶，服药期间应多喝水并碱化尿液，减少结晶对尿路的伤害
降糖药	格列美脲：早餐前或第一次主餐前即刻服用 格列齐特：餐前半小时服用 格列吡嗪：餐前半小时服用 瑞格列奈：主餐前30分钟内服，多在餐前15分钟服 二甲双胍：进餐时服用，如有胃部不适可以改为饭后服 阿卡波糖：用餐前即刻整片吞咽或与前几口食物一起咀嚼服用 吡格列酮：服药与进食无关，空腹或餐后服药均可 罗格列酮：服药与进食无关，空腹或餐后服药均可
抗痛风药（别嘌醇、苯溴马隆）	应用排尿酸药治疗痛风时应多饮水，使每日尿量达2000ml以上，同时应碱化尿液，防止尿酸在排出过程中在尿道形成结石
消化科用药	奥美拉唑镁：必须整片吞服，不可嚼碎，应避免与口服咪唑类抗真菌药物（如伊曲康唑、氟康唑）同时服用。可以睡前服用 磷酸铝凝胶：胃炎、胃溃疡患者应于饭前半小时服用，十二指肠溃疡患者应该于饭后3小时或疼痛时服用 铝碳酸镁咀嚼片：饭后1~2小时、睡前或胃部不适时服用，且需嚼碎服用 碳酸氢钠：应于餐后1~2小时及睡前服用，口服本品后1~2小时内不宜服用任何药物 蒙脱石散：食管炎患者饭后服用；其他患者宜于两餐间服用，急性腹泻时立即服用 消旋卡多曲：口服，每日3次，连续服用不得超过7日 复方消化酶：饭后用药。不宜与酸性药物同服；与阿卡波糖合用，后者疗效降低
肝胆疾病辅助用药	复方甘草酸苷：饭后服用，高龄患者需慎重给药 复方阿嗪米特：饭后服用，肝功能障碍、急性肝炎、胆道阻塞患者禁用，避免与碱性药物同服 阿德福韦酯/拉米夫定：饭前或饭后服用均可，不能自行停药，治疗中定期监测

药物类别	使用注意事项
微量元素类药物	铁剂、钙剂：维D钙咀嚼片饭后服用吸收好，饭后1~2小时嚼碎服用，另外铁剂与茶中的鞣质结合会使铁剂药效降低，服用该药期间不能喝茶
维生素类药物	叶酸片：缺铁性贫血需要补充叶酸，叶酸分两种，一种大剂量用于贫血患者，还有一种小剂量用于妊娠期妇女。贫血患者用小剂量的叶酸，会降低疗效而耽误最佳治疗时间 维生素E胶囊：脑血管硬化及脑供血不足的男性患者，如果因为药品说明书上写的"用于治疗习惯性流产"而拒绝服用，那么对于患者的治疗来说是极为不利的
心脑血管用药	地高辛片：治疗剂量和中毒剂量很接近，应按医嘱用药。治疗心功能衰竭，有的患者不坚持正规治疗，症状虽然好转，但疗程不够，自认为疾病已治愈 氯化钾缓释片：氯化钾由于刺激性较大，如不按医嘱合理用药，会损害胃黏膜影响正常饮食，也可能造成高钾血症 普罗帕酮片：严重的阻塞性肺部疾病患者禁用，明显低血压者禁用 胺碘酮片：本品半衰期长，故停药后换用其他抗心律失常药时应注意相互作用，经常注意心率及血压的变化，如心率小于60次/分者停用 非洛地平缓释片：饭前空腹服用，因本品的生物利用度受饮食影响 美托洛尔：食物可增加口服本品的血浆浓度，故应空腹服用 卡维地洛：和食物一起服用，其吸收减慢，但对生物利用度没有明显影响，且可减少引起直立性低血压的危险性 卡托普利：胃中食物可使本品吸收减少30%~40%，故宜在餐前1小时服药 非诺贝特：与食物同服可使本品的吸收增加。为减少胃部不适，可与饮食同服 吉非罗齐：一日2次，早餐及晚餐前30分钟服用 洛伐他汀/辛伐他汀/阿托伐他汀钙：每晚一次顿服 螺内酯：上午10点服用，应于餐后服药，以减少胃肠道反应，并可提高本品的生物利用度 呋塞米：上午10时服用，避免夜间排尿增多 硝酸甘油片：应舌下含服，避免首过效应 蚓激酶：必须饭前服用，有出血倾向者慎用
解热镇痛类药	双氯芬酸钠：饭后服用。本品可能诱导或加重老年人胃肠道出血、溃疡和穿孔。服用利尿剂或有细胞外液丢失的老年患者慎用 复方对乙酰氨基酚：孕妇、哺乳期妇女禁用。本品对肝脏损害比较大，此类解热镇痛药退热应必要时服用，不要因急于退热在短时间内多次重复用药，引起大汗淋漓甚至虚脱。当体温超过38.5℃时口服，若持续发热，可间隔4~6小时重复用药1次 酮洛芬：可饭后服用。与食物、奶类同服时吸收减慢，但吸收仍较完全，可避免对胃肠道刺激
呼吸科用药	复方甘草合剂：含甘草流浸膏，高血压患者慎用，因甘草易导致水钠潴留，会使血压升高。糖尿病患者禁用，因为甘草有升血糖作用 盐酸氨溴索：饭后服用，避免同服强力镇咳药，以免稀释痰液堵塞气道 茶碱缓释片：哮喘往往在凌晨发作或在凌晨加重，服药时间最好选在晚上8~9时

药物类别	使用注意事项
神经系统用药	卡马西平片：大剂量时可引起房室传导阻滞，应遵医嘱控制剂量 奋乃静片：长期大量服药可引起迟发性运动障碍，用量和疗程应严格遵医嘱 帕罗西汀片：停药应逐渐减量，不可骤停。早晨服用较好 氟桂利嗪胶囊：严格控制药物剂量，当应用维持剂量达不到治疗效果或长期应用出现锥体外系症状时，应当减量或停药
抗生素类药物	甲硝唑、头孢菌素等抗菌药可与乙醇发生双硫仑样反应，造成乙醇在体内蓄积而发生中毒，用药期间戒酒或含乙醇的饮料 头孢呋辛酯：餐后服用，以增加吸收，提高血药浓度，并减少胃肠道反应 头孢氨苄：宜空腹服用，但胃肠道对头孢氨苄反应大者应于饭后1小时左右服 阿莫西林克拉维酸钾：可空腹或餐后服药，分散片则可以把药片于水中溶解后服 青霉素V钾片：食物可减少本品的吸收，可空腹服用 盐酸多西环素：进食对本品吸收的影响小，餐后服药可减少胃肠道反应 罗红霉素：进食可使本品生物利用度下降约一半，可空腹服用 克拉霉素：食物可稍延缓本品吸收，但不影响本品生物利用度，可空腹服用 伊曲康唑：餐后立即服用本品，生物利用度高 氟康唑：由于半衰期大于24小时，所以一定要严格遵照医嘱合理服用，不然容易引起药物蓄积而中毒
抗病毒药 （阿昔洛韦）	为了减轻阿昔洛韦对肾功能的损伤，用药期间需要多喝水
抗骨质疏松药	阿仑膦酸钠片：早餐前至少30分钟空腹用200ml温开水送服。用药后至少30分钟方可进食，且在服药后至少30分钟之内和当天第一次进食前应避免躺卧
肾上腺皮质激素类药物	泼尼松片：上午6~8点服用，在人体内该激素分泌高峰期一次用药效果较好，饭后服用避免胃肠道反应
抗感冒药	复方伪麻黄碱缓释胶囊：应每12小时给药1次，24小时内不应超过2粒。虽然盐酸伪麻黄碱为拟肾上腺素药，具有收缩上呼吸道毛细血管作用。有心脏病、高血压等疾病的患者不能自行判断用药，必须在医师、药师指导下使用，减小出现的可能性

3. 中成药临床应用基本原则

（1）辨证用药　使用中成药时，需要辨证施治用药，也就是说需要辨证与药物功能主治相符。

（2）剂型的选择及给药途径　应根据患者的体质强弱、病情轻重缓急及各种剂型的特点，选择适宜的剂型和给药途径。

（3）使用剂量的确定　对于有明确使用剂量的，慎重超剂量使用，对于含有毒性药物的不建议超剂量使用。有使用剂量范围的中成药，老年人使用剂量应取偏小值。

（4）联合用药

①多种中成药联合应用，应遵循药效互补原则及增效减毒原则。功能相同或基本相同的中成药或成分相同或相似的中成药原则上不宜叠加使用。

②药性峻烈的或含毒性成分的药物应避免重复使用。

③合并用药时，注意中成药的各药味、各成分间的配伍禁忌（主要参照中药配伍十八反）。

一些常用中成药的用药注意事项总结详见表2-3。

表2-3 常用中成药的用药注意事项

药物	禁忌	注意事项
补中益气丸	阴虚内热者禁用	
保济丸	孕妇忌用	1.哺乳期妇女慎用保济丸 2.保济丸与藿香正气水两药功效相同、成分相似，联合使用属于重复用药
藿香正气水	孕妇禁用	3.藿香正气水中含有乙醇，避免与头孢类、甲硝唑联合使用
麻仁胶囊	孕妇禁用	虚寒性便秘不宜用
香砂养胃丸	无特殊禁忌	孕妇慎用
牛黄解毒片	孕妇禁用	阴虚火旺者不宜用
清开灵胶囊		1.孕妇和风寒感冒者慎用
蓝芩口服液		2.两者成分相似，联合使用属于重复用药
四季抗病毒合剂	孕妇、糖尿病患者禁用	1.不宜在服药期间同时服用滋补性药物
连花清瘟胶囊		2.两药均有清热解毒的功效，联合使用属于重复用药
玉屏风颗粒	无特殊禁忌	热病汗出不宜服用，阴虚盗汗者慎用
感冒清热颗粒	无特殊禁忌	不宜在服药期间同时服用滋补性药物
通宣理肺片	孕妇禁用	风热感冒者不宜用
安宫牛黄丸	孕妇禁用	不宜过量久服，肝肾功能不全者慎用。本品含有雄黄，不宜与硫酸盐、硝酸盐同用
六味地黄丸		1.感冒发热者慎用
知柏地黄丸		2.六味地黄丸与知柏地黄丸均能滋阴补肾，联合使用属于重复用药
金匮肾气丸	孕妇禁用	本品含附子，不可久服
麝香保心丸	孕妇禁用	本品含有蟾酥，不宜久服；运动员慎用

药物	禁忌	注意事项
复方丹参片（滴丸）	孕妇忌用	1.寒凝血瘀胸痹心痛者不宜用
速效救心丸	孕妇禁用	2.复方丹参片与速效救心丸功效相同，联合使用属于重复用药
地奥心血康胶囊		有出血倾向者慎用
参松养心胶囊		两种药物功能、主治相同，联合使用属于重复用药
稳心颗粒		
通心络胶囊	孕妇禁用，出血倾向者、妇女经期禁用，阴虚火旺型中风禁用	两者均有益气活血、化瘀通络的功效且成分相似，联合使用属于重复用药
脑心通胶囊	孕妇禁用	
培元通脑胶囊	孕妇禁用	两种药物均益肾通络，用于治疗心肾两虚、心脉瘀阻证，联合使用为重复用药
心宝丸	孕妇、青光眼患者忌服	
丹栀逍遥丸		孕妇、妇女经期慎用
元胡止痛滴丸		脾胃虚寒胃痛者不宜用，孕妇慎用
华佗再造丸	孕妇禁用，脑出血急性期禁用	平素大便干燥者慎用
血脂康胶囊	活动性肝炎或无法解释的血清转氨酶持续升高者禁用	血清转氨酶升高达正常高限3倍，应停用本品
消炎利胆片		孕妇慎用，脾胃虚弱者慎用
八珍益母胶囊	孕妇忌用	
伤科接骨片	孕妇、哺乳期妇女禁用，10岁以下儿童禁用，肝肾功能不全者禁用	本品含有马钱子、朱砂，不可超剂量和长期服用
云南白药胶囊（气雾剂、酊）	孕妇禁用	经期、哺乳期妇女慎用
舒筋活血胶囊	孕妇禁用	经期、哺乳期妇女慎用
仙灵骨葆胶囊	孕妇、肝病患者禁用	感冒时不宜服用
虎力散胶囊	孕妇忌用	两药均能祛风活络、止痛，均含有制草乌，联合使用属于重复用药
祛风止痛胶囊	孕妇忌服	
草乌甲素胶囊	孕妇、哺乳期妇女、儿童、心脏病患者禁用	1.草乌甲素胶囊要严格掌握用量，每日用药不得超过2次，每次用量不得超过1粒（0.4mg）
三乌胶丸	感冒发热患者及孕妇、儿童禁用	2.两种药物均含有草乌，不建议联合使用

药物	禁忌	注意事项
百令胶囊		百令胶囊与金水宝均为冬虫夏草菌粉，联合使用属于重复用药
金水宝胶囊（片）		

注明：说明书上的慎用指药物需要谨慎使用，忌用指已经达到不适宜使用或应避免反复使用，禁用指不能使用。

第三节　非经胃肠道给药剂型及其临床使用注意事项

一、注射剂

注射剂（injection）系指药物制成的供注入体内的无菌溶液（包括乳浊液和混悬液）以及供临用前配成溶液或混悬液的无菌粉末或浓溶液。注射剂作用迅速可靠，不受pH、酶、食物等影响，无首过效应，可发挥全身或局部定位作用，适用于不宜口服药物和不能口服的患者。但注射剂研制和生产过程复杂，成本较高；使用不便，注射疼痛；使用不当，易发生危险。

1.注射剂的优点

（1）药效迅速作用可靠，注射剂无论以液体针剂还是以粉针剂贮存，到临床应用时均以液体状态直接注射入人体的组织、血管或器官内，所以吸收快，作用迅速。特别是静脉注射，药液可直接进入血循环，更适于抢救危重病症之用。因注射剂不经胃肠道，故不受消化系统及食物的影响。

（2）实用性强　适用于不宜口服给药的患者，如在临床上常遇到神志不清、抽搐、惊厥等状态的患者，或患消化系统障碍的患者，均不能口服给药，采用注射剂则是有效的给药途径；适于不宜口服的药物，某些药物由于本身的性质，不易被胃肠道所吸收、具有刺激性或易被消化液破坏，如制成注射剂即可解决。注射剂可使个别药物发挥定位药效，如盐酸普鲁卡因注射液可用于局部麻醉；消痔灵注射液可用于痔核注射；穴位注射发挥特有的疗效，如当归注射液等。

（3）耐贮存　注射剂是将药液或粉末密封于特制的容器之中与外界空气隔绝，且在制造时经过灭菌处理或无菌操作，故较其他液体制剂耐贮存。

2.注射剂的缺点

（1）注射剂使用不便，注射疼痛。

（2）注射剂制造过程复杂，生产设备和包装要求高，生产费用较大，价格亦较高。

（3）由于直接注射入血液中，不良反应较大。

3.注射剂按照给药部位分类

（1）皮内注射剂　注射于表皮与真皮之间，一般注射部位在前臂。一次注射剂量在0.2ml以下，常用于过敏性试验或疾病诊断，如青霉素皮试液、白喉诊断毒素等。

（2）皮下注射剂　注射于真皮与肌肉之间的松软组织内，注射部位多在上臂外侧，一般用量为1~2ml。皮下注射剂主要是水溶液，但药物吸收速度稍慢。由于人的皮下感觉比肌肉敏感，故具有刺激性的药物及油或水的混悬液，一般不宜皮下注射。

（3）肌内注射剂　注射于肌肉组织中，注射部位大都在臀部肌肉或上臂三角肌。肌内注射较皮下注射刺激小，注射剂量一般为1~5ml。肌内注射除水溶液外，尚可是注射油溶液、混悬液及乳浊液。油注射液在肌肉中吸收缓慢而均匀，可起延效作用。

（4）静脉注射剂　注入静脉使药物直接进入血液，因此药效最快，常用于急救、补充体液和提供营养。由于血管内容量大，大剂量的静脉注射剂又称为"输液剂"。一次剂量自几毫升至几千毫升，且多为水溶液。油溶液和一般混悬液或乳浊液能引起毛细血管栓塞，故不能静脉注射。由于血液具有缓冲作用，所以小量缓慢注射时对血液的pH与渗透压影响不大，若注入大量的注射液则须考虑pH及渗透压。静脉注射较皮下或肌内注射的作用多，凡能导致红细胞溶解或使蛋白质沉淀的药液，均不宜静脉给药。故静脉注射剂一般不应加入抑菌剂。

（5）脊椎腔注射剂　注入脊椎四周蛛网膜下腔内。由于神经组织比较敏感，且脊椎液循环较慢，故注入一次剂量不得超过10ml，而且要求使用最纯净的水溶液，其pH为5.0~8.0之间，渗透压亦应与脊椎液相等。否则由于渗透压紊乱或其他作用，很快会引起头痛和呕吐等不良反应。总之对脊椎腔注射剂的制备与应用应严格要求。

4.注射剂的溶剂与附加剂

（1）制药用水　《中国药典》所收载的制药用水分为饮用水、纯化水、注射用水和灭菌注射用水。制药用水的原水通常为饮用水（天然水经净化处理所得的水）。

（2）注射用油　常用的有大豆油、茶油、麻油等植物油。其他的植物油如花生油、玉米油、橄榄油、棉籽油等经过精制后也可供注射用。注射用大豆油的质量应符合《中国药典》的相关规定。

（3）其他注射用溶剂

①乙醇：乙醇可与水、甘油、挥发油等可任意混溶。如氢化可的松注射液、去乙酰毛花苷注射液中均含有一定量的乙醇。

②丙二醇：本品与水、乙醇、甘油可混溶，能溶解多种挥发油。如苯妥英钠注射液中含40%丙二醇。

③聚乙二醇（PEG）：本品与水、乙醇相混溶，化学性质稳定，PEG 300、PEG 400均可用作注射用溶剂。如塞替派注射液以PEG 400为溶剂。

④甘油：本品与水或醇可任意混溶，但在挥发油和脂肪油中不溶，常与乙醇、丙二醇、水等组成复合溶剂。如普鲁卡因注射液的溶剂为95%乙醇（20%）、甘油（20%）与注射用水（60%）。

（4）注射剂的附加剂　注射剂中除主药外，还可根据制备及医疗的需要添加其他物质，以增加注射剂的有效性、安全性与稳定性，这类物质统称为注射剂的附加剂。附加剂主要用于：①增加药物溶解度；②增加药物稳定性；③调节渗透压；④抑菌；⑤调节pH；⑥减轻疼痛或刺激。附加剂及其使用的浓度应对机体无毒性，与主药无配伍禁忌，不影响主药的疗效与含量测定。常用的附加剂见表2-4。

表2-4　注射剂常用的附加剂

附加剂种类	附加剂名称	使用浓度（占溶液总量的百分数，%）
抗氧剂	焦亚硫酸钠	0.1~0.2
	亚硫酸氢钠	0.1~0.2
	亚硫酸钠	0.1~0.2
	硫代硫酸钠	0.1
金属螯合剂	乙二胺四乙酸二钠（EDTA-2Na）	0.01~0.05

附加剂种类	附加剂名称	使用浓度（占溶液总量的百分数，%）
缓冲剂	醋酸，醋酸钠	0.22，0.8
	枸橼酸，枸橼酸钠	0.5，4.0
	乳酸	0.1
	酒石酸，酒石酸钠	0.65，1.2
	磷酸氢二钠，磷酸二氢钠	1.7，0.71
	碳酸氢钠，碳酸钠	0.005，0.06
助悬剂	羧甲纤维素	0.05~0.75
	明胶	2.0
	果胶	0.2
稳定剂	肌酐	0.5~0.8
	甘氨酸	1.5~2.25
	烟酰胺	1.25~2.5
	辛酸钠	0.4
增溶剂、润湿剂或乳化剂	聚氧乙烯蓖麻油	1~65
	聚山梨酯20	0.01
	聚山梨酯40	0.05
	聚山梨酯80	0.04~4.0
	聚维酮	0.2~1.0
	聚乙二醇40-氢化蓖麻油	7.0~11.5
	卵磷脂	0.5~2.3
	脱氧胆酸钠	0.21
	普朗尼克F-68	0.21
抑菌剂	苯酚	0.25~0.5
	甲酚	0.25~0.3
	氯甲酚	0.05~0.2
	苯甲醇	1~3
	三氯叔丁醇	0.25~0.5
	硝酸苯汞	0.001~0.002
	对羟基苯甲酸酯类（尼泊金类）	0.01~0.25

续表

附加剂种类	附加剂名称	使用浓度 （占溶液总量的百分数，%）
局麻剂（止痛剂）	盐酸普鲁卡因	0.5~2
	利多卡因	0.5~1.0
等渗调节剂	氯化钠	0.5~0.9
	葡萄糖	4~5
	甘油	2.25
填充剂	乳糖	1~8
	甘露醇	1~10
	甘氨酸	1~10
保护剂	乳糖	2~5
	蔗糖	2~5
	麦芽糖	2~5
	人血红蛋白	0.2~2

5.注射剂的用药注意事项

（1）注射剂溶剂的选择　临床治疗疾病时，常常会用输液的方式用药。一些可供静脉滴注的注射剂，需要溶剂（又称载体）溶解和稀释后滴注。如果溶剂选择不适当会影响药物的稳定性和引起理化反应，降低药物疗效或发生不良反应，严重的还会危及患者生命安全。例如头孢曲松钠如果加入含钙的注射液（如林格液、哈特曼溶液）中连续滴注，可导致血管栓塞性死亡。因此，注射液溶剂的选择直接关系到用药的安全性和有效性，不容忽视。常用溶剂的pH详见表2-5。

表2-5　注射剂常用溶剂及其pH

品名	pH范围	备注
葡萄糖注射液	3.2~5.5	
葡萄糖氯化钠注射液	3.5~5.5	
0.9%氯化钠注射液	4.5~7.0	
复方氯化钠注射液	4.5~7.5	含Ca^{2+}
乳酸钠林格注射液	6.0~7.5	含Ca^{2+}
复方乳酸钠葡萄糖注射液	3.6~6.5	含Ca^{2+}
灭菌注射用水	5.0~7.0	

注射剂液溶剂选择的基本原则：①依据药品说明书选用溶剂。药品说明书是载明药品重要信息的法定文件，是药品使用的法定指南，药品说明书记载的用药方法，是根据药品与溶剂的理化性质、配伍的相容性、配伍后的稳定性，通过科学验证的。②依据患者病理情况选择溶剂。一般有如下几种情况需要考虑：如果患者有糖尿病病史，心肾功能尚可，可以选用氯化钠；如果患者有高血压、冠心病及心功能不全，应减少盐的摄入，以减轻心脏负担；如果患者肾功能不全，应减少盐的摄入，减轻水钠潴留等。③选择矛盾时的处置：临床上常常会出现药品说明书需要葡萄糖注射液作为溶剂，但是患者有糖尿病应避免糖的摄入的矛盾。例如，一患有糖尿病的窦性心动过速患者需要使用胺碘酮注射液，药品说明书指明溶剂只能选择葡萄糖而不能选择氯化钠。因为胺碘酮为苯环上二碘取代物，一般来说碘取代物不稳定，容易发生自发脱碘降解变质。偏酸的环境可抑制胺碘酮的降解。胺碘酮注射液的pH为2.5～4.0，5%葡萄糖注射液的pH为3.2～5.5，而0.9%氯化钠注射液的pH为4.5～7.0，所以胺碘酮在氯化钠注射液中更容易降解。而且氯化钠溶液中的氯离子会取代苯环上的碘而产生沉淀。当然，临床上为了避免葡萄糖摄入过多，也可以选择果糖、木糖醇等非葡萄糖溶液作为溶剂。但是，这类溶液价格较贵，与很多药物存在配伍禁忌，且不是药品说明书推荐的溶剂，所以建议不要作为常规溶剂选用。实际上，糖尿病患者并不是完全不能使用葡萄糖，只是不能过量。在不改变糖尿病患者常规治疗和进食的前提下，临床上可用胰岛素来兑冲输液中的葡萄糖（一般1U胰岛素对抗4～5g葡萄糖），且注意应用过程中的血糖监测即可。

下面将列出不宜选用盐或糖为溶剂的药物。

①不宜选用氯化钠注射液溶解的药物

普拉睾酮：易出现浑浊。

洛铂：氯化钠可促进本品降解，不宜应用氯化钠注射液溶解或稀释。

两性霉素B：可析出沉淀。

红霉素：容易出现胶状不溶物，应先溶于注射用水6～12ml，再稀释于5%葡萄糖或葡萄糖氯化钠注射液中。

哌库溴铵与氯化钾、氯化钠及氯化钙等联合使用，可使本品疗效降低。

多烯磷脂酰胆碱：出现白色浑浊。

氟罗沙星应用氯化钠、氯化钙等注射液溶解，容易结晶。

奥扎格雷钠避免与含钙注射液（复方氯化钠注射液）混合。

②不宜选用葡萄糖注射液溶解的药物

氨苄西林、氨苄西林/舒巴坦钠、阿莫西林/克拉维酸钾与葡萄糖配伍容易出现浑浊。

青霉素易裂解为无活性的青霉酸和青霉素噻唑酸。宜将一次剂量溶于50~100ml氯化钠注射液中，0.5~1小时滴完，减少致敏。

头孢菌素大多数属于弱酸强碱盐，与葡萄糖注射液产生游离的头孢菌素，若超过溶解度会产生沉淀或浑浊。建议改用氯化钠注射液或预先加入5%碳酸氢钠注射液（3ml/1000ml）。

磺胺嘧啶钠：弱碱强酸盐与酸性葡萄糖配伍可析出磺胺嘧啶，产生浑浊或沉淀。应以注射用水和氯化钠注射液替代。

红霉素：在酸性注射液中破坏降效，一般不应与低pH的葡萄糖注射液配伍。在5%~10%葡萄糖注射液500ml中，添加维生素C注射液或5%碳酸氢钠注射液使pH升为6左右，再加红霉素乳糖酸盐，则有助稳定。

胰岛素：对于血糖特别高的糖尿病患者不宜应用葡萄糖注射液为溶剂，可用氯化钠注射液加胰岛素泵入。

依达拉奉：需用氯化钠注射液稀释。

苯妥英钠：弱酸强碱盐，与酸性葡萄糖液配伍可析出苯妥英沉淀。

阿昔洛韦：属于弱碱强酸盐，与葡萄糖注射液配伍后可析出沉淀。宜先用注射用水溶解。

呋塞米、布美他尼：为碱性较高的钠盐，静注时宜用氯化钠注射液稀释，而不宜应用酸性的葡萄糖注射液。

瑞替普酶：溶解时宜用氯化钠注射液稀释，而不宜用葡萄糖注射液稀释。

依托泊苷、替尼泊苷、奈达铂：在葡萄糖注射液中不稳定，可析出。

（2）注射途径的选择　不宜直接静脉注射的药物举例如下。①高浓度电解质：如氯化钾、硫酸镁等。10%氯化钾注射液10ml内含氯化钾1g，静脉注射后血钾浓度立即上升，损害心肌，可引起患者猝死，宜缓慢静脉滴注。10%或25%硫酸镁注射液应稀释后缓慢静脉滴注，否则可能引起呼吸抑制，甚至导致呼吸麻痹。②利尿药：如呋塞米、依他尼酸等，静脉注射速度过快可引起突发性耳鸣、耳聋。③神经-肌肉接头阻滞剂：氨基糖苷类抗生素如阿米卡星、庆大霉素、链霉素、核糖霉素、妥布霉素、奈替米星等，以及多黏菌素B、林可霉素、克林霉素、直接静脉注射可发生神经-肌肉接头阻滞，引起呼吸抑制。④非水溶性药物：如氢化可的松注射液、氯霉素注射液的溶剂为乙醇，禁止静脉注射。⑤氨茶碱、苯妥英钠、利多卡因、维生素K_1等，静脉注射速度过快可能引起死亡。⑥局部刺激明显的药物：万古霉素、去甲万古霉素局部刺激强烈，可引起局部剧痛、静脉炎和组织坏死，静脉注射易增大药品的不良反应发生率，如"红颈综合征"、血栓性静脉炎、低血压等；氟喹诺酮类、乳糖酸红霉素、磷霉素、亚胺培南/西司他丁等，静脉注射易发生静脉炎，故应采用静脉滴注并控制滴速。⑦供肌内注射的药品：如普鲁卡因青霉素、苄星青霉素、维生素B_1、维生素B_{12}等标示用法为肌内注射的药品，仅供肌内注射，不能静脉注射。

只能静脉给药而不宜肌内注射的药物举例如下。① 局部刺激性大：大环内酯类抗生素、四环素类抗生素酸性较强，肌内注射具有较强的局部刺激，浓度过高可引起局部刺激、炎症和坏死，故不可肌内注射，宜用稀浓度缓慢静脉滴注。去甲肾上腺素、葡萄糖酸钙（包括其他各种钙盐）、氯化钾（包括其他各种钾盐）、维生素C、酚磺乙胺、氨甲苯酸（包括其他各种酸类药物）、碳酸氢钠（包括其他各种碱类药物）、去甲万古霉素、两性霉素B、磷霉素、阿莫西林/克拉维酸钾、喹诺酮类抗菌药物、阿昔洛韦及某些抗肿瘤药物等，如果肌内注射可引起局部强烈刺激性疼痛，甚至局部组织坏死。因此，以上局部刺激性大的药物均不适宜肌内注射。②局部吸收差：药物肌内注射后，溶于组织液，进入毛细血管网，再汇入静脉或者直接进入小静脉或者进入淋巴液再汇入大静脉，进入体循环才能发挥作用。地西泮等药物，肌内注射吸收慢而不规则、不完全，如果采用肌内注射给药不能达到有效药物浓度，起不到应有的治疗效果，因此不宜肌内注射。③药物体积大：部分药物，如膦甲酸钠、甲硝唑等，由于溶解度低等原因，需要大量溶剂才能溶解，造成正常治疗剂量的药物溶液体积过大，不适宜肌内注射。

只能肌注而不能静脉注射的药物举例如下。①油溶液型注射剂：有的药物因在水中不溶解或不稳定或为了延缓药效而采用非水溶剂，如注射用油制成油溶液型注射剂，这类注射剂仅供肌内注射或局部注射，不得用于静脉给药。如维生素A、维生素D_2、维生素D_3、黄体酮注射液均为灭菌油溶液。②混悬型注射剂：激素类药物常用醋酸酯，多在水中不溶、常制成混悬剂型，如甲泼尼龙醋酸酯混悬液，仅供肌内、关节腔内注射，不能静脉注射。③加入局部止痛药或抑菌药的注射剂：有的药物注射时可引起剧烈疼痛，有时会加入局部止痛剂（如普鲁卡因、利多卡因），一般仅限于肌内或皮下注射，如普鲁卡因青霉素注射液；而有的注射剂制备时不加入局部止痛药，使用前在专用溶剂里加入局部止痛药，如青霉素钾以0.25%利多卡因作为溶剂。这些药物不能经静脉注射给药。④可引起严重不良后果的注射剂：氨基糖苷类静脉推注时，血药浓度骤然升高，可引起呼吸抑制作用，只可肌内注射和静脉滴注。⑤因剂型特点或其他原因不能用于静脉给药的注射剂：包括肾上腺素注射液、维生素 B_1、维生素 B_{12}、维生素 B_2、维生素 K_1、硫酸软骨素注射液、预混胰岛素制剂等。

静脉给药时发生血管外渗引起不良后果的药物举例如下。①抗肿瘤药：包括细胞毒类、抗代谢类、生物碱类、抗生素等。外渗发生率0.5%~6%。多次注射引起血管变硬、疼痛及血栓性静脉炎、局部组织坏死。对注射操作技术要求较高。②钙盐制剂：包括葡萄糖酸钙、氯化钙、亚叶酸钙等。给药过快时，注射部位出现发红、皮疹、疼痛，甚至脱皮和皮肤坏死。发现渗漏立即停止注射，氯化钠注射液局部注射，氢化可的松、利多卡因、透明质酸局部封闭，同时抬高患肢及热敷。③外周 α 受体激动药：包括去甲肾上腺素、肾上腺素、多巴胺等。静脉滴注时会出现沿静脉径路皮肤变白，局部皮肤脱落、发绀、发红等。如发生药液外渗，应在渗漏处迅速用10mg酚妥拉明加氯化钠注射液作局部封闭浸润注射。④高渗性药品：包括20%甘露醇注射液、5%碳酸氢钠注射液、50%葡萄糖注射液、10%氯化钠注射液等，外渗可致组织水肿和皮肤坏死。⑤其他：如加压素等，可使外周血管收缩引起血栓形成和坏疽。

（3）中药注射剂使用注意事项　使用中药注射剂应注意以下事项。①用药前应仔细询问过敏史，过敏体质者应慎用，说明书要求皮试的需要皮试并记录皮试结果（如心脉隆注射液需皮试）。②严格按照药品说明书规定的功能主治使用，辨证施药，禁止超功能主治用药。③中药注射剂应按照药品说明书推荐的剂量、溶剂、给药速度和疗程使用药品，不超剂量、过快滴注和长期连续用药。④中药注射剂应单独使用，严禁混合配伍，谨慎联合用药。对长期使用的，在每疗程间要有一定的时间间隔（注：中药注射剂应单独开具一张处方）。⑤中药注射剂与其他药物联合使用时需冲管（如血必净注射液、痰热清注射液、喜炎平注射液）。

常用中药注射剂的使用注意事项详见表2-6。

表2-6　常用中药注射剂使用注意事项

药物	禁忌	注意事项
清开灵注射液	孕妇禁用	风寒感冒不宜用
柴胡注射液	儿童禁用	阴虚火旺不宜用
痰热清注射液	孕妇、2岁以下儿童禁用，老年肝、肾功能不全者禁用	1.儿童30~40滴/分，成人30~60滴/分 2.药品与溶剂稀释倍数为1:10 3.与其他药物联用需冲管
喜炎平注射液	1岁以下儿童、孕妇禁用	1~2岁慎用，控制滴速30~40滴/分，与其他药物联用需冲管
血必净注射液	孕妇、14岁以下儿童禁用	与其他药物联用需冲管
心脉隆注射液	皮试阳性者禁用，孕妇、哺乳期妇女、严重肝肾功能不全者、严重出血倾向者禁用	滴速20~40滴/分
血栓通注射液（血塞通注射液）	脑出血急性期禁用	血塞通注射液与血栓通注射液主成分均是三七总皂苷，联合使用属于重复用药
丹参注射液	有出血倾向者禁用	1.丹参多酚酸注射液用药期间需严格控制滴速，不高于40滴/分，疗程14天 2.几种药物均含有丹参，两两联合均属于重复用药
丹参多酚酸注射液	哺乳期妇女、孕妇禁用	
丹红注射液	有出血倾向者禁用，孕妇及哺乳期妇女忌用	
黄芪注射液	孕妇及婴儿禁用	感冒发热者慎用

6.新型注射剂

（1）包合物　包合物的包合材料有很多种，如环糊精及其衍生物、胆酸、淀粉、纤维素、蛋白质、尿素、对苯二酚等。目前，应用较多的包合材料为环糊精（CD）及其衍生物。环糊精常用的有甲基化–β–CD（RM–β–CD）、羟丙基–β–CD（HP–β–CD）、磺丁基–β–CD（SBE–β–CD）、羟丙基–γ–CD（HP–γ–CD）等。从国内研发现状看，采用CD的研发品种还比较少，给药途径和给药剂型均较为单一；大多数品种是利用CD良好的增溶能力，其他用途较少。针对HP–β–CD和SBE–β–CD的注射给药，尤其是静脉注射，监管部门仍较为慎重，仅批准在一些急重症情况下使用。例如，辉瑞的伏立康唑采用SBE–β–CD增溶，而国产伏立康唑注射液则以丙二醇和乙醇混合液进行增溶。再如丝裂霉素，国外采用HP–β–CD以提高药物溶解度、降低不良反应，但国内丝裂霉素冻干粉剂的辅料中并无CD。和国外相比，我国在CD的研究和应用方面还存在一定差距，这可能与国内CD辅料的发展水平有一定关系。

（2）聚合物胶束 近年来，胶束制剂在癌症治疗中的作用尤为显著，在改善抗肿瘤药物治疗活性和减少药物毒性方面取得了巨大的成功，为抗肿瘤药物纳米递送系统的进一步发展提供了坚实的基础。目前使用胶束制剂应用于临床研究的抗肿瘤药物有PTX、DOX、CDDP、7-乙基-10-羟基喜树碱（7-ethyl-10-hydroxycamptothecin，SN-38）等。

Genexol®-PM是全球第一个上市的PTX聚合物胶束制剂，由mPEG-PLA共聚物自组装形成，平均粒径为20~50nm。Genexol®-PM原研公司在韩国，2007年1月首次在韩国上市，现已在印度、菲律宾、越南、印度尼西亚等亚洲国家上市；作为一线药物主要用于治疗复发性或转移性乳腺癌、卵巢癌，并与CDDP联合治疗非小细胞肺癌。目前国外已上市的胶束有3种，尚有近10种胶束处于临床试验阶段。

查询国家药品监督管理局上市药品信息发现，目前国内仅有上海谊众药业股份有限公司产品注射用紫杉醇聚合物胶束获批上市。在药物临床试验登记与信息公示平台查询到国内处于临床试验的胶束制剂有多个项目在进行中。

尽管在过去几十年中临床应用的聚合物胶束取得了显著进展，但癌症的遗传多样性和生物复杂性仍限制着聚合物胶束介导方法的治疗效果，因此我们期待新的抗肿瘤药物递送策略，如胶束递送联合用药、抗肿瘤药物与基因共同递送、抗肿瘤药物与光敏剂共同递送、刺激敏感激活药物靶向等功能将成为治疗肿瘤的新趋势。虽然人们已从现有的研究中对聚合物胶束取得了一定的了解，但聚合物胶束递送抗肿瘤药物仍面临许多挑战，如对其潜在的毒性、胶束的稳定性与药物递送之间的潜在机制尚不完全清楚，胶束如何与药物相互作用从而影响药物的稳定性，以及药物释放与胶束之间的关系等。现阶段，聚合物胶束递送抗肿瘤药物面临的主要问题之一是其生产的可扩展性，在实验室中可制备载药量高、稳定性好的胶束，但在大规模生产中变量对物理因素的影响不同，这可能导致无法复制具有相同质量属性和规格的胶束，且大量生产成本较高，不能完全满足临床给药的要求。为了解决这些问题，科研人员需要对聚合物胶束的不同性质进行深入研究，彻底了解聚合物胶束在体内的生物分布、药物代谢动力学、安全特性、免疫原性、免疫反应性和体内降解情况，从而控制聚合物胶束的化学、物理性质，实现抗肿瘤药物的有效递送。预计在不久的将来，胶束靶向递送抗肿瘤药物将取代目前的化疗，充分发挥纳米医学的潜力。

（3）纳米乳与亚微乳　纳米乳与亚微乳以往均称为微乳。聚合物胶束的疏水核芯可以包载疏水性药物，包载液体药物则成纳米乳或亚微乳，如包载固体药物则成为纳米球或亚微球。

纳米乳不易受血清蛋白的影响，在循环系统中的寿命很长，在注射24小时后油相25%以上仍然在血中。在普通乳中增加乳化剂并加入助乳化剂可以得到纳米乳，其每个小的乳滴都有乳化剂及助乳化剂形成的膜，故增大了乳化剂的用量，而助乳化剂则增大膜的柔顺性，促进曲率半径很小的膜的形成；而在浓的胶束溶液中加入一定量的油及助乳化剂也可以得到纳米乳，即油被胶束增溶，同时胶束粒径变大。故目前多数人认为纳米乳是介于普通乳和胶束溶液之间的一种稳定的胶体分散系统。聚合物胶束、纳米乳与亚微乳均可作为药物的载体。

随着对纳米乳的深入研究，已经出现部分上市产品，如环孢素（Neole®和Gengraf®）、沙奎那韦（Forto-vase®）和利托那韦（Norvir®）已被美国食品和药品管理局（FDA）批准用于临床。研究发现，临床试验的进展和FDA的批准证明，由于纳米乳液具有粒径小、能提高药物溶解度及生物利用度的特性，推动了其应用于多种疾病治疗的研究，例如巴兹莱医疗中心研发的用于膝关节骨关节炎的3%双氯芬那纳米乳膏处于Ⅱ期临床；巴西圣保罗大学心脏研究所研发的用于治疗心肌梗死的脂质体纳米乳载体甲氨蝶呤目前处于Ⅲ期临床。相对于国外，国内纳米乳的开发研究仍处于初步阶段，临床研究相对较少，国内机构研制的丙泊酚纳米乳注射液在诱导和维持全身麻醉方面具有优异表现，目前处于Ⅰ期临床。预计不久会有大量价格实惠的纳米医学技术投入市场，纳米乳液在药剂学领域将展现出显著的成就。

丙泊酚亚微乳注射剂（Diprivan®）于1996年获美国FDA批准上市，辅料组成为大豆油、甘油及卵磷脂。由于其临床使用可能引起高三酰甘油血症、胰腺炎等，使用受到了一定限制。2007年丙泊酚的微乳注射剂Aquafol™在韩国上市，处方中含有10%的泊洛沙姆和0.7%的PEG 600羟基硬脂酸，疗效与亚微乳注射剂Diprivan®相当，但会导致更剧烈、更频繁的注射疼痛。

（4）微囊与微球　微球根据制备方法或用途的不同，其大小不一，通常在1~300μm之间，有些皮下植入微球直径甚至更大，可达600μm以上。微球注射剂是通过高分子材料包裹或吸附药物而制成的球形或类球形的微粒，直径一般在20μm左右，微球从内到外成分都一样，没有包裹。需强调的是，本章节中所讨论的微球仅为实心骨架型球体，不同于通常所讲的将纳米囊和纳米球囊括于内的微粒，所讨论的仅为狭义的"微球"。目前，微球注射剂在药物递送系统中正发挥其独特的作用，应用于蛋白质、多肽等生物技术药物，如奥曲肽（Sandostatin LAR® depot，善龙®），也有应用于传统化药，如利培酮（Risperidal Consta®，恒德®），微球注射剂因其长效缓释的优越特性受到了日益广泛的重视和应用。

（5）纳米粒　纳米材料在医学和生物工程也有许多应用。已成功开发了以纳米磁性材料为药物载体的靶向药物，称为"生物导弹"。即在磁性 Fe_3O_4 纳米微粒包敷的蛋白质表面携带药物，注射进入人体血管，通过磁场导航输送到病变部位释放药物，可减少肝、脾、肾等所受由于药物产生的副作用。利用纳米传感器可获取各种生化反应的信息和电化学信息。还可以利用纳米粒子研制成纳米机器人，注入人体血液中，对人体进行全身健康检查，疏通脑血管血栓，清除心脏动脉脂肪沉积物，甚至还能吞噬病毒，杀死癌细胞等。除了磁性靶向制剂外，还有栓塞靶向、热敏靶向、pH敏感的靶向制剂等。

随着制备纳米材料技术的发展和功能开发，会有越来越多的新型纳米材料在众多的高科技领域中得到广泛应用。纳米载药体系不仅从学术研究逐渐转向临床应用，而且基于纳米粒子的治疗产品也逐渐增多。纳米颗粒疗法被广泛应用于临床，越来越受到人们的青睐。纳米粒最显著的特点之一是易于注射（无论是组织注射还是静脉注射）。2005年，由 Celgene 公司研发的紫杉醇白蛋白纳米粒注射剂 Abraxane 获美国FDA批准上市。紫杉醇白蛋白纳米粒中药物以非晶体、无序状态存在，平均粒径为130nm。相对于传统制剂，紫杉醇白蛋白纳米粒可以降低毒性，降低甚至消除超敏反应，增加肿瘤内部药物聚集量，增强抗肿瘤活性。Dabur 制药公司 2008 年在印度上市紫杉醇纳米混悬剂（商品名Nanoxel），是一种基于聚合物药物传递系统的紫杉醇水溶性纳米粒子，自2006年以来，印度已有药物监管机构批准其作为对照品，用于代替基于聚氧乙烯蓖麻油（CrEL）的紫杉醇。Nanoxel制剂是水溶性的，与传统的紫杉醇相比，因为不使用CrEL，所以几乎不会或很少产生输液反应。

（6）脂质体　脂质体应用于注射剂领域始于1990年，注射型两性霉素 B 脂质体作为首个脂质体注射剂，已在国外上市并应用于临床，随后，阿霉素脂质体、盐酸多柔比星脂质体等脂质体产品相继问世，在抗肿瘤、疫苗等领域发挥着不可替代的作用。目前，我国已批准生产的脂质体注射剂主要有抗感染的两性霉素 B 脂质体注射剂、盐酸多柔比星脂质体注射剂以及抗肿瘤的紫杉醇脂质体注射剂等。近年来，随着人们对脂质体研究的不断深入，一大批新型脂质体不断涌现，它们具有靶向性准、药效久、稳定性高、不良反应小等优点，已成为新型载体研究的热点之一。当前，脂质体注射剂研究主要集中于长循环脂质体、纳米结构类脂质体、阳离子类脂质体等。

（7）生物技术药物制剂　生物技术产品日益成为维护人类健康的关键工具，围绕生物技术产品的科学研究、技术发明与创造以及产品制造等领域的竞争日益成为全球竞争的主要内容之一。

我国作为人口大国，构建生物技术产品竞争体系与能力是维系国家健康安全的重要生命线。生物医药是"十四五"期间我国战略性新兴产业的重点方向，对于我国抢占新一轮科技革命和产业革命制高点，建设"健康中国"具有重要意义。

生物类似药凭借与原研药在质量、安全性及有效性方面的相似性和价格优势，在减轻医疗负担、提升公众用药可及性等方面发挥了重要作用，逐渐成为国内外医药领域研发的热点。许多发达国家和地区都以不同的政策和方式鼓励和支持生物类似药的研发及使用。近年来，随着多个"重磅炸弹"级原研生物药专利保护到期，生物类似药的研发呈现井喷态势。

毋庸置疑，生物类似药产业是我国生物制药产业的基础性组成部分，处于不可或缺的地位。相关法规和指导原则陆续出台，注册审批路径日趋明朗，为生物类似药的发展提供了有利的条件。

在政策、资本的双重激励下，我国生物类似药的研发也已步入快车道。相关数据显示，中国生物类似药研发管线数量目前位居世界第一。2019年2月，国内首个生物类似药利妥昔单抗注射液正式获批上市；同年，阿达木单抗注射液和贝伐珠单抗注射液也相继获批。截至2023年9月，已有30多个生物类似药产品获批上市，标志着中国生物类似药领域迎来突破性进展。

随着生物技术药物的发展，肽和蛋白质类药物制剂的研究与开发，已成为医药工业中一个重要的领域，同时给药物制剂带来了新的挑战。由于生物技术产品多为多肽和蛋白质类，性质很不稳定，极易变质，那么，如何将这类药物制成安全、有效、稳定的制剂，成为摆在我们面前的一大难题。例如降钙素基因相关肽是治疗高血压的有效药物，但该药物很不稳定，虽然早已开发，但由于存在以上问题，至今未形成产品。另一方面这类药物对酶敏感又不易穿透胃肠黏膜，故只能注射给药，使用很不方便。运用制剂手段将这类药物制成口服制剂或通过其他途径给药，以提高其稳定性和患者使用的依从性，是一项非常有意义的工作，具有潜在的研究价值和广阔的应用前景。

二、呼吸道给药剂型

1.喷雾剂　喷雾剂系指含药溶液、乳状液或混悬液填充于特制的装置中，使用时借助手动泵的压力、高压气体、超声振动或其他方法将内容物以雾状喷出的制剂。喷雾剂按内容物组成分为溶液型、乳状液型或混悬型。按用药途径可分为吸入喷雾剂、鼻用喷雾剂及用于皮肤、黏膜的非吸入喷雾剂。按给药定量与否，喷雾剂可分为定量喷雾剂和非定量喷雾剂。

喷雾剂有如下特点：①药物呈细小雾滴，能直达作用部位，局部浓度高，起效迅速；②给药剂量准确，给药剂量比注射或口服小，因此不良反应小；③药物呈雾状直达病灶，形成局部浓度，可减少疼痛且使用方便。

喷雾剂应置凉暗处贮存，防止吸潮。配制喷雾剂时，可按药物的性质添加适宜的附加剂，如助溶剂、抗氧剂、抑菌剂、表面活性剂等。附加剂应对呼吸道、皮肤或黏膜无刺激性、无毒性。烧伤、创伤用喷雾剂应采用无菌操作或灭菌。

由于喷雾剂的雾粒粒径较大，不适用于肺部吸入，多用于舌下、鼻腔黏膜给药，如鼻腔用糠酸莫米松鼻喷雾剂等。吸入喷雾剂的雾滴（粒）大小应控制在 $10\mu m$ 以下，其中大多数应在 $5\mu m$ 以下。喷雾剂的品种越来越多，既可作局部用药，亦可治疗全身性疾病。

2.气雾剂　气雾剂系指含药、乳液或混悬液与适宜的抛射剂共同装封于具有特制阀门系统的耐压容器中，使用时借助抛射剂的压力将内容物以定量或非定量呈雾状物喷出，用于肺部吸入或直接喷至腔道黏膜、皮肤及空间消毒的制剂。

气雾剂的优点：①清洁，便携，耐用，方便，多剂量；②比雾化器容易准备，治疗时间短，吸收迅速，无首过效应；③良好的剂量均一性；④气溶胶形成与患者的吸入行为无关；⑤所有定量吸入剂（MDIs）的操作和吸入方法相似；⑥高压下的内容物可防止病原体侵入。

气雾剂的缺点：①若患者无法正确使用，就会造成肺部剂量较低和（或）不均一；②通常不是呼吸触动，即使吸入技术良好，肺部沉积量通常较低；

③阀门系统对药物剂量有所限制，无法递送大剂量药物；④大多数现有的MDIs没有剂量计数器。

气雾剂中的抛射剂一般可分为氯氟烷烃、氢氟烷烃、碳氢化合物及压缩气体四大类。抛射剂是喷射药物的动力，有时兼有药物的溶剂作用。抛射剂多为液化气体，在常压下沸点低于室温。气雾剂需装入耐压容器内，由阀门系统控制。在阀门开启时，借抛射剂的压力将容器内药液以雾状喷出达到用药部位。抛射剂的喷射能力大小直接受其种类和用量影响，同时也要根据气雾剂用药的要求加以合理的选择。对抛射剂的要求：①在常温下的蒸气压力大于大气压；②无毒、无致敏反应和刺激性；③惰性，不与药物发生反应；④不易燃，不易爆；⑤无色，无臭，无味；⑥价廉易得。但一个抛射剂不可能同时满足以上所有要求，应根据用药目的适当选择。

（1）氢氟烷烃　是目前最有应用前景的一类氯氟烷烃的替代品，主要为HFA–134a（四氟乙烷）和HFA–227（七氟丙烷）。1995年欧盟批准了这两种HFA替代CFC用于药用气雾剂的开发，1996年，美国FDA也批准了HFA 134a应用于吸入制剂。目前全球大部分市售的吸入气雾剂的抛射剂均为氢氟烷烃。

（2）碳氢化合物　主要品种有丙烷、正丁烷和异丁烷。此类抛射剂虽然稳定、毒性不大、密度低及沸点较低，但易燃、易爆，不宜单独应用，常与氯氟烷烃类抛射剂合用。

（3）压缩气体　主要有二氧化碳、氮气、一氧化氮等。其化学性质稳定，不与药物发生反应，不燃烧。但液化后的沸点均较上述两类低得多，常温时蒸气压过高，对容器耐压性能的要求高（需小钢球包装）。若在常温下充入此类非液化压缩气体，则压力容易迅速降低，达不到持久喷射效果。

气雾剂中还含有潜溶剂和润湿剂。常与水形成潜溶剂的有乙醇、丙二醇、甘油和聚乙二醇等。某些药物粉末本身没有黏性，通过加入适当的液体诱发物料黏性，此时加入的液体叫作润湿剂。常用的润湿剂为表面活性剂。

气雾剂可用于呼吸道吸入给药，或直接喷至腔道黏膜、皮肤给药，也可用于空间消毒。使用气雾剂应注意以下事项。

（1）使用前应充分摇匀储药罐，使罐中药物和抛射剂充分混合。首次使用前或距上次使用超过1周时，先向空中试喷1次。

（2）患者吸药前需张口、头略后仰、缓慢地呼气，直到不再有空气可以从肺中呼出。垂直握住雾化吸入器，用嘴唇包绕住吸入器口，开始深而缓慢吸气并按动气阀，尽量使药物随气流方向进入支气管深部，然后闭口并屏气10秒钟后用鼻慢慢呼气。如需多次吸入，休息1分钟后重复操作。

（3）吸入结束后用清水漱口，以清除口腔残留的药物。如使用激素类药物应刷牙，避免药物对口腔黏膜和牙齿的损伤。

（4）气雾剂药物使用耐压容器、阀门系统，有一定的内压。抛射剂多为液化气体，在常压沸点低于室温，常温下蒸气压高于大气压，因此气雾剂药物遇热和受撞击有可能发生爆炸，储存时应注意避光、避热、避冷冻、避摔碰，即使药品已用完的小罐也不可弄破、刺穿或燃烧。

3. 吸入粉雾剂 粉雾剂按用途可分为吸入粉雾剂、非吸入粉雾剂和外用粉雾剂。吸入粉雾剂系指微粉化药物或与载体以胶囊、泡囊或多剂量贮存形式，采用特制的干粉吸入装置，由患者主动吸入雾化药物至肺部的制剂，亦称为干粉吸入剂（DPI）。吸入粉雾剂不受定量阀门的限制，最大剂量一般高于气雾剂，同时可避免气雾剂使用氟氯烷烃类抛射剂所造成的人体不良反应和环境污染，也不存在像气雾剂那样在使用中阀门揿压与吸入动作必须同步的问题。吸入粉雾剂中药物粒子的大小应控制在10μm以下，其中大多数应在5μm以下。

为改善吸入粉雾剂的流动性，可加入适宜的载体和润滑剂，所有附加剂均应为生理可接受物质，且对呼吸道黏膜和纤毛无刺激性、无毒性。粉雾剂易吸潮，应置于凉暗处保存，有助于防止粉末吸湿，以保持粉末细度、分散性和良好流动性。

粉雾剂有如下特点：①无胃肠道降解作用；②无肝脏首过效应；③药物吸收迅速，给药后起效快；④大分子药物的生物利用度可以通过吸收促进剂或其他方法的应用来提高；⑤小分子药物尤其适用于呼吸道直接吸入或喷入给药；⑥药物吸收后直接进入体循环，达到全身治疗的目的；⑦可用于胃肠道难以吸收的水溶性大的药物；⑧依从性好，特别适用于原需进行长期注射治疗的患者；⑨起局部作用的药物，给药剂量明显降低，不良反应小。

三、皮肤给药剂型

1. 软膏剂 软膏剂系指原料药物与油脂性或水溶性基质混合制成的均匀的半固体外用制剂。常用基质分为油脂性、水溶性和乳剂型基质，其中用乳剂基质制成的易于涂布的软膏剂称乳膏剂。乳膏剂中药物的加入方法对保证药物的疗效、降低不良反应尤为重要。

油脂性基质中以烃类基质凡士林最为常用，固体石蜡与液状石蜡用以调节稠度，类脂中以羊毛脂与蜂蜡应用较多，羊毛脂可增加基质吸水性及稳定性。植物油常与熔点较高的蜡类熔合成适当稠度的基质。油脂性基质一般不单独用于制备软膏剂，为克服其疏水性常加入表面活性剂或制成乳剂型基质应用。乳剂型基质是将固体的油相加热熔化后与水相混合，在乳化剂的作用下形成乳剂，最后在室温下成为半固体的基质。形成基质的类型及原理与乳剂相似。常用的油相多数为固体，主要有硬脂酸、石蜡、蜂蜡、高级醇（如十八醇）等，有时为调节稠度加入液状石蜡、凡士林或植物油等。水溶性基质是由天然或合成的水溶性高分子物质所组成。溶解后形成水凝胶，如CMC–Na，属凝胶基质。目前常见的水溶性基质主要是合成的PEG类高分子物，以其不同分子量配合而成。除此之外，软膏剂中还添加有抗氧化剂、保湿剂、防腐剂等。

药物透皮吸收包括药物的释放、穿透和吸收进入血液循环三个阶段。敷贴在皮肤上的药物，通过汗腺通道，角质层转运与表皮深层转运而被吸收的过程，称为透皮吸收。透皮吸收是药物通过皮肤吸收作用而达到用药与治病目的。药物透皮吸收要经过如下的三条途径才可到达病灶：毛囊、完整的角质层和汗腺。当药物穿过表皮最外层细胞或角质层细胞之间进入皮内时，角质层对药物穿透屏障起限速作用，药物一旦通过角质层扩散速度就会增强。

近年来以脂质体和传递体为载体的局部外用制剂的研制也受到了广泛的关注，它具有加强药物进入角质层和增加药物在皮肤局部积累的作用，还可形成持续释放。新基质和新型高效皮肤渗透促进剂的出现促进了新制剂的发展，提高了软膏剂的疗效，并把半固体制剂的研究、应用和生产推向了一个更高的水平。

软膏剂具有热敏性和触变性的特点。热敏性反映遇热融化而流动；触变性反映施加外力时黏度降低，静止时黏度升高，不利于流动。这些性质可以使软膏剂能在长时间内紧贴、黏附或铺展在用药部位，既可以起局部治疗作用，也可以起全身治疗作用。软膏剂主要用于局部疾病的治疗，如抗感染、消毒、止痒、止痛和麻醉等。

软膏剂的使用注意事项如下。

（1）涂敷前将皮肤清洗干净。

（2）对有破损、溃烂、渗出的部位不要涂敷。如急性湿疹，在渗出期采用湿敷方法可收到显著的疗效，若用软膏反可使炎症加剧、渗出增加。相反对急性无渗出性糜烂则宜用粉剂或软膏。

（3）涂布部位有烧灼或瘙痒、发红、肿胀、出疹等反应者，应立即停药，并将局部药品洗净。

（4）一些药涂后采用封包（即用塑料膜、胶布包裹皮肤）可显著提高角质层的含水量，封包条件下的角质层含水量可由15%增至50%，增加药物的吸收，提高疗效。

（5）涂敷后轻轻按摩可提高疗效。

（6）不宜涂敷于口腔、眼结膜。

药师审方时应注意：用药要考虑患者年龄、性别、皮损部位，以及是否为儿童和孕妇、哺乳期妇女禁用的药品。在皮肤病患处使用，用药量和用药次数应适宜，用药疗程应根据治疗效果确定，不宜长期用药。

2. 糊剂　糊剂实为一种含多量粉末的膏剂，故有较高的硬度和较大的吸水能力以及较低的油腻性，主要用作保护剂。医用糊剂由粉状药剂与基质混合而成，外用，体温下能软化而不熔化，可在皮肤上保持较长时间。有油脂性糊剂和水溶性糊剂两类。前者用凡士林、液状石蜡、羊毛脂、脂肪油等为基质。通常较软膏硬，有吸湿、干燥、止痒等作用，用于湿疹等皮肤病。

糊浆多作用于皮肤表面，有吸湿、干燥、止痒等作用。适于亚急性皮炎或湿疹等慢性皮肤病，对结痂成疮、轻度渗出性病变均适用。糊剂因含有多量的粉末，可吸收脓性分泌液，且大量粉末在基质中形成一些孔隙，一般不妨碍皮肤的正常排泄。

3. 洗剂　洗剂系指含药物的溶液、乳状液、混悬液，供清洗或涂抹无破损皮肤用的外用液体制剂。洗剂一般轻轻涂于皮肤或用纱布蘸取于皮肤上应用。洗剂多以水和乙醇为分散介质。洗剂一般具有清洁、消毒、止痒、收敛和保护的作用。洗剂可分为溶液型、混悬型、乳剂型，其中混悬剂居多。

洗剂在贮藏时，乳状液若出现油相与水相分离，经振摇后易重新形成乳状液；混悬液放置后的沉淀物，经振摇应易分散，并具足够稳定性，以确保给药剂量的准确。

4.搽剂 搽剂系指药物用乙醇、油或适宜的溶剂制成的溶液、乳状液或混悬液，专供无破损皮肤揉擦的液体制剂。

搽剂具有收敛、保护、镇痛、杀菌、消炎等作用。起镇痛、抗刺激作用的搽剂，多用乙醇作为分散介质，使用时用力揉搓，可增加药物的渗透性。起保护作用的搽剂多用油、液状石蜡为分散介质，搽用时有润滑作用，无刺激性。

搽剂常用的溶剂有水、乙醇、液状石蜡、甘油或植物油等。搽剂用时可加在绒布或其他柔软物料上，轻轻涂裹患处，所用的绒布或其他柔软物料应洁净。

5.涂膜剂 涂膜剂系指药物溶解或分散于含成膜材料溶剂中，涂布患处后形成薄膜的外用液体制剂。用时涂于患处，溶剂挥发后形成薄膜，对患者有保护作用，同时逐渐释放所含药物起治疗作用。一般用于无渗出液的损害皮肤病等。涂膜剂具有以下特点：无毒、无局部刺激性；无酸败、变色现象。涂膜剂常用的成膜材料有聚乙烯醇、聚维酮、乙基纤维素和聚乙烯醇缩甲乙醛等；增塑剂有甘油、丙二醇、三乙酸甘油酯等；溶剂为乙醇等。必要时可加其他附加剂，但所加附加剂对皮肤或黏膜应无刺激性。

6.贴剂 贴剂系指贴敷在皮肤上，药物可产生全身或局部作用的一种薄片状制剂。该制剂有背衬层、有（或无）控释膜的药物贮库，粘贴层及临用前需除去的保护层。贴剂可用于完整皮肤表面，也可用于有疾患或不完整的皮肤表面。其中用于完整皮肤表面，能将药物输送透过皮肤进入血液循环系统的贴剂称为透皮贴剂。

透皮贴剂使用方法和注意事项如下。

（1）用前将所要贴敷部位的皮肤清洗干净，并稍稍晾干。

（2）从包装内取出贴片，揭去附着的薄膜，但不要触及含药部位。

（3）贴于皮肤上，轻轻按压使之边缘与皮肤贴紧。

（4）皮肤有破损、溃烂、渗出、红肿的部位不要贴敷。

（5）不要贴在皮肤的皱褶处、四肢下端或紧身衣服底下。

（6）除说明书特殊注明，否则贴后不宜加温或烤火。

7.凝胶剂 凝胶剂系指原料药物与能形成凝胶的辅料制成溶液、混悬或乳状液型的稠厚液体或半固体制剂。通常凝胶剂限局部用于皮肤及体腔（如鼻腔、阴道和直肠）。乳状液型凝胶剂又称为乳胶剂。由高分子基质（如西黄蓍胶等）制成的凝胶剂也可称为胶浆剂。小分子无机药物（如氢氧化铝）的小粒子以网状结构存在于液体中形成的凝胶剂，属两相分散系统，也称为混悬型凝胶剂。混悬型凝胶剂可具有触变性，静止时为半固体而搅拌或振摇时则成为液体。

凝胶剂应符合以下要求：①凝胶剂应均匀、细腻，常温时保持胶状，不干涸或液化；②混悬型凝胶剂中的胶粒应分散均匀，不应下沉结块；③根据需要，凝胶剂中可加入保湿剂、防腐剂、抗氧剂、乳化剂、增稠剂和透皮吸收促进剂等；④凝胶剂基质不应与药物发生相互作用；⑤除另有规定外，凝胶剂应遮光密封，置于25℃以下贮存，并应防冻。

根据给药途径不同，凝胶剂的具体使用方法也不同，使用凝胶剂需要掌握正确的方法并严格按照说明书操作。例如，口服凝胶剂服用前要充分摇匀，否则有效成分可能分布不均，会影响给药剂量，从而影响药效发挥。外用凝胶剂，适量涂患处，一日2~3次。

凝胶剂使用注意事项如下。

（1）皮肤破损处不宜使用。

（2）避免接触眼睛和其他黏膜（如口、鼻等）。

（3）用药部位如有烧灼感、瘙痒、红肿等情况应停药，并将局部药物洗净，必要时向医师咨询。

（4）根据药品说明书规定的用药途径和部位正确使用凝胶剂。

（5）皮肤外用凝胶剂使用前需先清洁皮肤表面患处，按痛处面积使用剂量，用手指轻柔反复按摩直至均匀涂展开。

（6）当凝胶剂性质发生改变时禁止使用。

8.硬膏剂 硬膏剂是具有黏性而供外贴的制剂。由药物和适当的基质混合而成。常均匀涂布在棉布或其他裱背材料上，有时在裱背材料面上穿许多小孔。贴于皮肤后，在体温下渐渐发挥药效。常用的有胶布（即橡皮膏）和膏药（如伤膏药）等。

硬膏剂是我国制剂中的一种传统的制剂，早在晋代葛洪所著的《肘后备急方》中已有油、丹熬炼而成"膏"的记载。硬膏剂是通过对患处体表的外敷，借经络走向以起到内病外治的作用，目前在中医临床及民间仍然广泛应用。

四、黏膜给药剂型

1.滴眼剂　滴眼剂系指由药物与适宜辅料制成的无菌水性或油性澄明溶液、混悬液或乳状液，供滴入的眼用液体。也可将药物以粉末、颗粒、块状或片状形式包装，另备溶剂，在临用前配成澄明溶液或混悬液。

用于眼外伤或术后的眼用制剂必须满足无菌要求，成品需经严格灭菌，并不加入抑菌剂，一般采用单剂量包装，一经开启使用后不能放置再用。

滴眼剂的使用方法和注意事项如下。

（1）清洁双手，头后仰，眼往上望，用食指轻轻将下眼睑拉开成一钩袋状。

（2）将药液从眼角侧滴入眼袋内，每次滴1~2滴，滴眼时应距1~2cm。

（3）轻轻地闭上眼睛1~2分钟，同时用手指轻轻压住鼻梁。

（4）用手指轻轻按压眼内眦，以防药液分流降低眼内局部用药浓度及药液经鼻泪管流入口腔引起不适。

（5）若同时使用两种药液，宜间隔10分钟以上。

（6）滴眼剂不宜多次打开使用，药液出现浑浊或变色时，切勿再用。

（7）白天宜用滴眼剂滴眼，反复多次，临睡前应用眼膏剂涂敷，便于附着眼壁维持时间长，有利于保持药物的浓度。

（8）多剂量包装的滴眼液开封后，使用不应超过1个月，除非另有说明。医院病房用滴眼液正常的是开封后1周丢弃。

2.滴鼻剂　滴鼻剂系指由药物与适宜辅料制成的澄明液体、混悬液或乳状液，供滴入鼻腔内用的鼻用液体制剂。也可将药物以粉末、颗粒、块状或片状形式包装，另备溶剂，在临用前配成澄明溶液或混悬液。主要供局部消毒、消炎、收缩血管和麻醉消毒之用。滴鼻剂pH应为5.5~7.5，应与鼻腔黏液等渗，不改变鼻黏液的正常黏度，不影响纤毛运动和分泌液离子组成。

经鼻腔用药具有吸收、起效快，生物利用度高，使用方便的优点，特别适合易被胃肠道破坏的药物及不易或不愿口服及注射的患者使用，尤其适合于儿童。部分药物的鼻腔给药替代口服或注射，特别是口服或注射效果不佳的药物及不能或不愿口服的患者用药。

鼻腔和鼻窦内部均为黏膜覆被，鼻腔又深又窄，所以滴鼻时应头往后仰，适当吸气，使药液尽量达到较深部位。另外，鼻黏膜比较娇嫩，滴鼻剂必须对黏膜没有或仅有较小的刺激性。滴鼻剂的使用方法和注意事项如下。

（1）滴鼻前先呼气。头部向后仰依靠椅背，或仰卧于床上，肩部放一枕头，使头部后仰。

（2）对准鼻孔，瓶壁不要接触到鼻黏膜，每次滴入2～3滴，儿童1～2滴，每日3～4次或每次间隔4～6小时。

（3）滴后保持仰位1分钟后坐直。

（4）如滴鼻液流入口腔，可将其吐出。

（5）过度频繁或延长使用时间可引起鼻塞症状的反复。连续用药3天以上，症状未好应向医师咨询。

3.喷鼻剂　喷鼻剂是专供鼻腔使用的气雾剂，其包装带有阀门，使用时挤压阀门，药液以雾状喷射出来，供鼻腔外用。喷鼻剂的使用方法和注意事项如下。

（1）喷鼻前先呼气。

（2）头部稍向前倾斜，保持坐姿。

（3）用力振摇气雾剂并将尖端塞入一个鼻孔，同时用手堵住另一个鼻孔并闭上嘴。

（4）挤压气雾剂的阀门喷药，每次喷入1～2揿或参阅说明书的剂量，儿童1揿，每日3～4次，同时慢慢地用鼻子吸气。

（5）喷药后将头尽力向前倾，置于两膝之间，10秒后坐直，使药液流入咽部，用嘴呼吸。

（6）更换另一鼻孔重复前一过程，用毕可用凉开水冲洗喷头。

4.眼膏剂　现代的眼膏剂是一个广义的概念，包括狭义的眼膏剂、眼用乳膏剂、眼用凝胶剂。狭义的眼膏剂系指由药物与适宜基质均匀混合，制成溶液型或混悬型膏状的无菌眼用半固体制剂。眼用乳膏剂是由药物与适宜基质混合均匀，制成的乳膏状的无菌眼用半固体制剂。眼用凝胶剂是由药物与适宜辅料制成的凝胶状无菌眼用半固体制剂。

眼膏剂的特点：①油脂性的眼膏基质具有无水和化学惰性的特点，宜于配制遇水不稳定药物（如某些抗生素）的眼用制剂；②与滴眼剂相比，眼膏剂在结膜囊内滞留时间长，可起到长效作用；③能减轻眼睑对眼球的摩擦，有助于角膜损伤的愈合，可用于眼科术后用药；④夜晚使用可减少给药次数，延长眼内滞留时间；⑤油腻感、引起视物模糊等是眼膏剂的常见缺点。

眼膏剂在生产和贮藏期间应符合下列有关规定：①眼膏剂的基质应过滤并灭菌，不溶性药物应预先制成极细粉。眼膏剂、眼用乳膏剂、眼用凝胶剂应均匀、细腻、无刺激性，并易涂布于眼部，便于药物分散和吸收。每个包装的装量应不超过5g。②包装容器应不易破裂、并清洗干净及灭菌。其透明度应不影响可见异物检查。③眼膏剂还应符合《中国药典》相应剂型制剂通则项下的有关规定，眼用凝胶还应符合凝胶剂的规定。④眼膏剂的含量均匀度等应符合要求。⑤眼膏剂应避光密封贮藏。⑥眼膏剂在启用后最多可使用4周。

用于眼部手术或创伤的眼膏剂应灭菌或无菌操作，且不添加抑菌剂或抗氧剂。眼膏剂的使用方法和注意事项如下。

（1）清洁双手，用消毒的剪刀剪开眼膏管口。

（2）头后仰，眼往上望，用食指轻轻将下眼睑拉开成一袋状。

（3）压挤眼膏剂尾部，使眼膏成线状溢出，将约1cm长的眼膏挤进下眼袋内（如眼膏为盒装，将药膏抹在玻璃棒上涂敷下眼睑内），轻轻按摩2~3分钟以增加疗效，但注意不要使眼膏管口直接接触眼或眼睑。

（4）眨眼数次，力使眼膏分布均匀，后闭眼休息2分钟，一般适于睡前使用。

（5）用脱脂棉擦去眼外多余药膏，盖好管帽。

（6）多次开管和连续使用超过1个月的眼膏不要再用。

5.含漱剂　含漱剂系指用于咽喉、口腔清洗的液体制剂。用于口腔的清洗、去臭、防腐、收敛和消炎。含漱剂要求微碱性，有利于除去口腔中的微酸性分泌物，溶解黏液蛋白。

含漱剂多为水溶液，使用时宜注意以下事项。

（1）含漱剂中的成分多为消毒防腐药，含漱时不宜咽下或吞下。

（2）幼儿或恶心、呕吐者暂时不宜含漱。

（3）按说明书要求的比例稀释浓溶液。

（4）含漱后宜保持口腔内药浓度20分钟，不宜马上饮水和进食。

6.口含片　口含片又称含片，是指含在颊膜内缓慢溶解而发挥治疗作用的片剂。口含片多用于口腔及咽喉疾病，可在局部产生较久的疗效，例如消炎、消毒等。这种片剂的硬度应较大，不应在口腔中快速崩解。口含片因其优良的口感及方便的服用方法而受到广大患者的欢迎。

含化药片具有以下优点：①直接作用在咽部。具有抑菌、杀菌、消炎、消肿、稀化黏稠分泌物、收敛、刺激黏膜分泌等作用。②由于缓慢的含化，使药物能较长时间停留在咽部，持续发挥药效。③对于缓解咽干、咽痛等不适感觉见效快。

含片从内到外都要有诱人的色、香、味，以使含片有好的口感及外观。因此，含片中的赋形成分，如糖、色素添加剂等往往"喧宾夺主"，以致一些人误将含片看作是"糖"，没病时当糖吃，有病时滥吃。这些做法是错误的。

正确使用含片需要注意以下几点。

（1）含片决不能用来当糖吃。中药含片多由清热解毒、抗菌消炎、生津润喉的药物组成，常用的有银黄含片、草珊瑚含片、西瓜霜含片、四季清含片等；西药含片多由杀菌消炎、清凉收敛、稀化痰液等药物组成，常用的有西地碘含片（华素片）、度米芬含片、碘喉片、薄荷含片、溶菌酶含片等。可见含片内的主要成分是药而不是糖，绝不能把药当糖吃。

（2）含片不是口服片，也不是咀嚼片。使用含片的主要目的是使其在局部发生持久的药效，因此应将含片夹在舌底、龈颊沟或近患处，待其自然溶化分解。一般每次一两片，每天至少4次，急性期可多至每2小时1次。若把含片当口服药吞入，或匆忙嚼烂，则必然失去其局部持久产生药效的意义。

（3）含片是治疗药，不是保健药，更非预防药。口腔内共有六个大唾液腺和无数的小唾液腺，不停地向口腔咽部分泌唾液，唾液中天然的溶菌酶及抗体平衡着机体的免疫功能。通常情况下，口腔及咽部手术时，即使没有严格消毒也不影响伤口的愈合，禽类与兽类经常用舌头舔身体伤口，就是因为口腔内的唾液有杀毒疗伤的作用。但如果长期应用含片来预防口腔和咽部疾病，就可能抑制自身溶菌酶及抗体的产生，从而导致局部免疫功能低下，发生食欲减退、口腔黏膜溃疡等不良反应。

（4）用含片要注意安全。为防止发生咽喉异物梗阻，5岁以下幼儿服用含片时，最好选用圈式中空的含片，即使呛入喉部也不致发生阻塞。

7.舌下片　舌下片指置于舌下能迅速溶化，药物经舌下黏膜吸收发挥全身作用的片剂。例如硝酸甘油舌下片；其另一特点是可以防止胃肠液的pH及酶对药物稳定性的影响，并可避免肝脏的首过效应。其要求与口含片相似。

8.口腔贴片 口腔贴片指粘贴于口腔，经黏膜吸收后起局部或全身作用的片剂，如甲硝锉口腔贴片。口腔溃疡贴是一种常见的治疗口腔疾病的贴片，对于溃疡的治疗有一定的功效。治疗口腔溃疡的药物有多种，但是每一种药物都有一定的适应证，不一定适合所有患者，治疗不对症还会加重病情，使机体产生抗药性与耐药性。

五、腔道给药剂型

1.栓剂 栓剂指药物与适宜基质制成的具有一定形状的供人体腔道内给药的固体制剂。栓剂在常温下为固体，塞入腔道后，在体温下能迅速软化熔融或溶解于分泌液，逐渐释放药物而产生局部或全身作用。早期人们认为栓剂只起润滑、收敛、抗菌、杀虫、局麻等局部作用，后来又发现栓剂尚可通过直肠吸收药物发挥全身作用，并可避免肝脏首过效应。

栓剂的作用特点：①药物不受或少受胃肠道pH或酶的破坏；②避免药物对胃黏膜的刺激性；③中下直肠静脉吸收可避免肝脏首过作用；④适宜于不能或不愿口服给药的患者；⑤可在腔道起润滑、抗菌、杀虫、收敛、止痛、止痒等局部作用；⑥适宜于不宜口服的药物。

按给药途径不同分为直肠用、阴道用、尿道用栓剂等，如肛门栓、阴道栓、尿道栓、牙用栓等，其中最常用的是肛门栓和阴道栓。为适应机体的应用部位，栓剂的形状和重量各不相同，一般均有明确规定。栓剂的基质一般包括油溶性基质（可可豆脂、半合成或全合成脂肪酸甘油酯等）和水溶性基质（甘油明胶、聚乙二醇、泊洛沙姆），除此之外，其他的附加剂包括表面活性剂、抗氧剂、防腐剂、硬化剂、增稠剂、吸收促进剂等。

使用肛门栓剂时需要注意：使用前尽量排空大小便，并洗清肛门内外；剥去栓剂外裹的铝箔或聚乙烯膜，在栓剂的顶端蘸少许凡士林、植物油或润滑油；塞入时患者取侧卧位，小腿伸直，大腿向前屈曲，贴着腹部；放松肛门，把栓剂的尖端向肛门插入，并用手指缓缓推进，深度距肛门口幼儿约2cm，成人约3cm，合拢双腿并保持侧卧姿势15分钟，以防栓剂被压出；在用药后1～2小时内，尽量不要大小便，以保持药效。

使用阴道栓时需注意：患者放栓剂时要注意保持清洁，部分栓剂在医药盒里会放一次性手套，即配戴消毒的手套，预防二次感染，取出栓剂后，拿无菌手套，取膀胱截石位或者端坐体位，把栓放到阴道顶端。阴道顶端是宫颈和穹窿部位，放在此部位能达到很好的效果。所以在放栓剂时，要注意保持外阴清洁并放在正确位置，即放在阴道最深部。在睡觉前放阴道栓，并保持其在阴道内时间越久越好。

使用尿道栓时需注意：尿道栓使用与阴道栓类似，主要是使用腔道不同。另外，因尿道栓剂可引起轻微的尿道损伤和出血，应用抗凝治疗者应慎用。

栓剂受热易变形，气温高时，使用前最好置于冷水或冰箱中冷却后再剪开取用；本品性状发生改变时禁止使用；用药部位如有烧灼感、红肿等情况应停药，并将局部药物洗净；用药期间注意个人卫生，防止重复感染等。

药师审方时应注意：是否根据适应证选择正确给药途径的栓剂。

2.滴耳剂　滴耳剂系指由药物与适宜辅料制成的水溶液，或由甘油或其他适宜溶剂和分散介质制成的澄明溶液、混悬液或乳状液，供滴入外耳道用的液体制剂。滴耳剂对耳道有清洁、消炎、收敛、止痒、润滑作用。用于手术、耳部伤口或耳膜穿孔的滴耳剂应无菌。

滴耳剂主要用于耳道感染或疾病。如果耳聋不宜应用，鼓膜穿孔者也不要使用滴耳剂。使用注意事项如下。

（1）将滴耳剂捂热以接近体温。

（2）使头部微向一侧，患耳朝上，抓往耳垂轻轻拉向后上方使耳道变直，一般每次滴入5～10滴，每日2次或参照药品说明书的剂量。

（3）滴入后休息5分钟，更换另耳。

（4）滴耳后用少许药棉塞住耳道。

（5）注意观察滴耳后是否有刺痛或烧灼感。

（6）连续用药3天患耳仍然疼痛，应停止用药，并向医师或药师咨询。

3.灌肠剂　灌肠剂系指灌注于直肠的水性、油性溶液或混悬液，以治疗、诊断或营养为目的的一种液体制剂。

灌肠剂属于直肠给药剂型中的一种。灌肠剂具有易被直肠吸收，较口服给药吸收快，生物利用度高，可避免肝脏首过效应以及胃和小肠消化液和酶系的破坏，避免口服药物对胃的刺激等特点。由于直肠的优良吸收特性，除了直肠病变影响吸收不能通过直肠途径给药以外，几乎所有的药物均可制成灌肠剂，通过直肠给药。

灌肠是临床上较为常见的一种治疗手段，需要由专业医师操作，患者应避免自行灌肠，灌肠分为保留灌肠和不保留灌肠两种情况，注意事项和要点有所不同。

（1）保留灌肠法注意事项

①根据灌肠目的和病变部位，在医师指导下采用合适的卧位。

②肠道疾病患者多晚间睡眠前灌入药液。

③肛门、直肠、结肠手术后及大便失禁的患者不宜做保留灌肠。

（2）不保留灌肠法注意事项

①患者应注意保暖，防止受凉。

②急腹症、妊娠早期孕妇、消化道出血的患者禁止灌肠；肝性脑病患者禁用肥皂水灌肠；充血性心力衰竭和水钠潴留患者禁用0.9%氯化钠注射液灌肠。

③灌肠后需保留30分钟再排便，排便后30分钟测量体温。

④灌肠前患者要提前签署灌肠风险告知书，灌肠可能会出现肠穿孔、肠出血等并发症，尤其是老年患者便秘或者肛肠手术之前。

⑤灌肠过程中，患者如出冷汗、剧烈腹痛、心慌气急，应立即告知医师并停止灌肠，必要时采取急救措施。

（3）灌肠要点

①灌肠前，患者需要排气，润滑肛门。

②灌肠过程中，患者若感觉腹胀有便意，应告知医师，方便医师调整灌肠速度和改变药量；同时患者要张口呼吸，减轻腹压。

③灌肠结束后，患者如有心慌、气促等不适，立即平卧，避免发生意外。

第四节　药物递送系统

药物递送系统（DDS）也称药物传递系统，是指在空间、时间及剂量上全面调控药物在生物体内分布的技术体系。其目标是在恰当的时机将适量的药物递送到正确的位置，从而增加药物的利用效率，提高疗效，降低成本，减少不良反应。药物递送系统是医学、工学（材料、机械、电子）及药学的融合学科，其研究对象既包括药物本身，也搭载药物的载体材料、装置，还包括对药物或载体等进行物理化学改性、修饰的相关技术。

药物递送系统的目的如下。

（1）药物控释　通常是指给药后能在机体内缓慢释放药物，使血液中或特定部位的药物浓度能够在较长时间内维持在有效浓度范围内，从而减少给药次数，并降低发生不良反应的风险。控释技术不仅能够实现药物的缓释，而且能够对药物释放的空间、时间及释药曲线进行更加精确、智能的调控。

（2）药物靶向　靶向药物是使药物瞄准特定的病变部位，在局部形成相对高的浓度，减少对正常组织、细胞的伤害。根据标靶的不同，药物靶向可分为组织器官水平、细胞水平及亚细胞水平几个层次。根据靶向机制的不同，药物靶向可分为被动靶向、主动靶向、物理靶向等几类。

（3）增强药物的水溶性、稳定性，调节药物代谢时间　通过水溶性高分子（如PEG）等的直接修饰，或利用胶束、脂质体等载体包裹难溶性药物，从而改善难溶性药物的溶解度和溶出率；此外，可通过表面修饰、改性等手段在药物或其载体表面构筑一个保护层，保护药物免受体内吞噬细胞的清除及各种酶的攻击，从而提高药物在体内的稳定性。

（4）促进药物吸收及通过生物屏障　提高药物通过肠道黏膜、皮肤等的吸收效率；或者通过表面修饰等方式（如修饰转铁蛋白受体、Tat穿膜肽等）增加药物穿透特定生物屏障（如血-脑屏障、细胞膜）的能力，提高药效。

通过多学科理论和先进技术相结合，药物制剂研究、开发和生产走上了科学化、现代化的道路。现代药物制剂技术如纳米技术、脂质体技术、微囊化技术、微粉化技术、分子包合技术、缓控释技术、无针头注射给药技术、激光致孔技术、渗透泵控释技术等日渐成熟，药物剂型与制剂研究已进入了药物传输系统时代。

目前，药物传输系统即第三代、第四代药物新剂型已成为药学领域的重要发展方向，缓控释给药系统、经皮给药系统和靶向给药系统是发展的主流和研究的热点，具体方向如下。

（1）缓控释给药系统研究　缓控释给药系统亦称缓控释制剂，是发展最快的新型给药系统。采用缓控释制剂技术将药物制成缓控释给药系统，按预先设计的速度释放药物，把药物安全、有效地送入体内，与普通制剂相比，具有以下优点：①减少给药次数，改善患者用药依从性；②减少血药浓度"峰谷"波动现象，降低不良反应，提高疗效；③增加药物治疗的稳定性；④避免某些药物对胃肠道的刺激性等。缓控释制剂按给药途径分为多种形式，如口服缓控释制剂、注射缓控释制剂、植入型缓控释制剂等。

（2）经皮给药系统研究　经皮给药系统（TDDS）是指在皮肤表面给药，通过皮肤以固定剂量和可调节速率递送药物，经毛细血管吸收进入体循环，产生全身或局部治疗作用的给药系统，是一种改良的药物递送系统。经皮给药系统相较于口服、注射等给药方式具有许多优势：①避免肝脏的首过效应；②药物吸收不受胃肠道内pH、食物及其他药物等因素的影响；③具有控释效果；④维持恒定的有效血药浓度，避免因吸收过快产生血药浓度过高引起不良反应；⑤给药方便，安全性高，患者顺应性好。事实证明，该技术可以成功替代各种侵入式给药方式。目前，经皮给药系统对疼痛控制以及心血管和中枢神经系统等疾病治疗方面均产生了重大的影响。

1979 年，美国 FDA 批准了首个经皮给药贴片 Transderm-Scop，用于预防晕车引起的恶心、呕吐。此后，经皮给药系统因其独特的优势，成为除口服和注射外最重要的给药方式。经皮给药系最主要的目的是使药物透过皮肤角质层向体内递送。在促进药物经皮渗透方面，剂型、促渗技术是最重要的两个因素。近年来，经皮给药新剂型在不断发展，但因其制备工艺复杂，始终无法作为商业化产品上市。促渗技术方面，最有效的两个方法一个是添加促渗剂，另一个是借助物理技术促进药物经皮吸收。物理促渗技术能够实现生物大分子药物的经皮递送，这意味着经皮给药系统的应用领域将进一步拓宽。

经皮给药系统的发展涉及药物制剂、制药设备、医疗器械等多个领域。对经皮给药新剂型的研究已经足够深入，但与之相匹配的制药设备还有待进一步研究。在促进药物经皮渗透方面，越来越趋向于多种促渗技术联合使用，如微针–电穿孔、离子导入 – 超声联用等，这也对药物递送装置提出了挑战，理想的药物透皮装置应该是安全、有效、便携、操作简单的，例如使用可生物降解的聚合物代替透皮药物递送装置中的金属组分，减少金属组分对皮肤的伤害。随着科学的进步，各个领域不断发展，经皮给药系统有望用于治疗更多的疾病。

（3）靶向给药系统研究　指供助载体、配体或抗体将药物通过局部给药胃肠道、或全身血液循环而选择性地浓集定位于靶组织、靶器官、靶细胞或细胞内结构的给药系统。可利用人体的生物学特性，如pH梯度（口服制剂的结肠靶向）、毛细血管直径差异、免疫防卫系统、特殊酶降解、受体反应、病变部位的特殊化学环境（如pH）和一些物理手段（如磁场）。

靶向制剂的特点：使药物具有药理活性的专一性，增加药物对靶组织的指向性和滞留性，降低药物对正常细胞的毒性，减少剂量，提高药物制剂的生物利用度；成功的靶向制剂应具备定位浓集、控制释药以及无毒可生物降解三个因素。

依据靶向的传递机制，靶向制剂分为三类：被动靶向制剂，主动靶向制剂，物理化学靶向制剂。

（1）被动靶向制剂　将药物包裹或嵌入各类型的微粒中，利用机体内不同器官、组织或网状内皮系统对不同大小微粒的载体或吞噬作用，将药物输送到靶部位。

（2）主动靶向制剂　表面经修饰的药物微粒给药系统，不被单核吞噬系统识别，其上连接有特殊的配体、单克隆抗体，使其能够与靶细胞的受体结合。

（3）物理化学靶向制剂　用某些物理化学方法将药物传输到特定部位而达到靶向目的。包括磁导向制剂、热敏感制剂、pH敏感制剂、栓塞制剂。

第三章　药物剂型的选择

第一节　剂型的选择与给药途径密切相关

剂型不同，意味着给药途径不同，直接影响药物的吸收程度和速度。在临床应用中，给药途径的选择有以下基本原则。

一、根据临床治疗的需要选择

根据临床治疗需要选择给药途径，选择原则：能外用不口服，能口服不肌内注射，能肌内注射不输液。

不同给药途径可以影响药物吸收的量和速度，吸收速度快慢比较如下：静脉注射＞吸入＞肌内注射＞皮下注射＞口服＞直肠给药＞经皮给药。

重症、急救治疗时，要求药物迅速起效，适宜选择静脉注射、静脉滴注、肌内注射、吸入及舌下给药；轻症、慢性疾病治疗时，因用药持久，宜选择口服给药；皮肤疾病宜选择外用溶液剂、酊剂、软膏剂、涂膜剂等剂型；腔道疾病治疗宜选择局部用栓剂等。

二、根据临床用药的安全性选择

口服是较安全、方便和经济的用药方法，也是最常用的方法，但以下情形不宜采用口服。①患者昏迷不醒或不能吞咽；②因胃肠有病，不能吸收；③由于药物本身的性质，不易在胃肠道吸收或能被胃肠的酸碱性、酶所破坏（如胰岛素、青霉素等）；④口服不能达到药物的特定作用（如口服硫酸镁只能起泻下作用，如需发挥镇静作用必须注射）。

三、根据患者用药的依从性选择

药物治疗的依从性是指患者对医师开具的药物应用的服从程度，也是药物发挥疗效的重要保证，不好的依从性会导致疾病急剧恶化，甚至死亡，也增加了医疗监护的费用。药物的口味、复杂的治疗方案和使用方法、用药种类多和频率高以及药物的疗效和不良反应等也影响治疗依从性。而长效缓释剂型、泡腾片、分散片、口腔崩解片等便于老人、儿童服用，可提高其依从性。透皮吸收给药制剂（TDDS）局部用药全身起效，临床顺应性较好。非注射途径的给药系统有益于增加患者的依从性，给药方式包括鼻腔、口服、直肠、口腔、透皮和肺部给药，然而口服给药还是最受欢迎的给药途径。

在临床应用中，选择合适的给药途径至关重要。同一种药物，若给药途径不同，药效有时有很大的差别。随着科学技术的发展，药物剂型给使用带来很多方便，临床医师需根据药物性质及治疗目的，合理选择给药方式。以下列举临床中常见给药途径的不适宜的情况。

1.注射剂用于口服或外用 注射剂口服或外用不经济，并有可能无效；注射剂口服或外用可能只发挥局部作用，而达不到全身给药的目的；对于只宜注射给药的药物改为口服，药物可能受消化液或胃液酶的破坏，从而失效或减效，药物也可能刺激消化道黏膜造成不良反应等。

2.肌内注射剂用于静脉注射或静脉滴注 肌内注射、静脉注射、静脉滴注三种不同用药方法的注射剂所用溶剂不同，工艺处方、制剂工艺和质量标准要求不同，如随意替换使用，可能引起严重的不良反应，甚至危及患者的生命安全。

临床曾有将肌内注射的维生素B_1、维生素B_{12}静脉滴注使用导致严重不良反应的报道。因此，同是注射剂但不同注射方法的药品，不可随意替代。

3.注射剂用于滴眼 注射剂、滴眼剂有各自不同的质量标准和质量要求，由于眼睛结构的特殊性，眼用制剂在某些方面有其特殊的质量标准要求，如pH、渗透压等要求高于注射剂，因此随意将注射剂用作滴眼剂使用显然是不妥的。

4.舌下含化药或口腔含化药用于口服 舌下含化药是根据药物的脂溶性特点，舌下给药后吸收完全而迅速，血药浓度高，发挥疗效快，如硝酸甘油片、速效救心丸等改为口服给药则吸收缓慢，易在肝内灭活，血药浓度低，疗效仅为舌下含服的1/10，且不能发挥急救的作用。

口腔含化药是口腔内部局部给药，仅具有局部治疗功能，如草珊瑚含片、西地碘含片等如改为口服给药起不到局部治疗作用，疗效大大降低。

5.滴眼剂用于滴耳 滴眼剂与滴耳剂溶剂不同，滴眼剂一般以水为溶剂，而滴耳剂多以甘油为溶剂。

6.口服片剂用于阴道 普通口服片剂不含发泡剂或易溶基质，因此在阴道内很难完全溶解，显效甚微，而且一旦发生药物过敏也难以确定其原因。

7.注射剂用于雾化吸入 雾化吸入具有起效快、靶组织（如气道、肺部）浓度高，全身不良反应较少，且不受患者吸气流速影响等优势，适合包括儿童、老年人在内的绝大多数群体，用以呼吸系统疾病的治疗。雾化剂的气溶胶粒径应为0.5~10μm。若药物颗粒过小，则药物可随人体呼吸被排出；颗粒过大，不利于分散至呼吸道。而注液剂的粒径不符合雾化吸入的要求，且注射剂中常含酚、亚硝酸盐等辅料，会刺激呼吸道，可诱发哮喘发作。

第二节 剂型使用中的影响因素

一、用法用量

剂量即药物治疗疾病的用量。在审核处方时应注意核对剂量数值及其单位，同时注意单位时间内进入机体的药量，特别是静脉注射或静脉滴注时的速度，过快也会造成单位时间内进入体内药量过大而引起毒性反应。有时不同药物制剂所含的药量虽然相等，即药剂等值，但药物效应强度不一定相等，因此，需要用生物等效性，即药物不同制剂能达到相同血药浓度的剂量比值，作为比较标准。

药品的用法应注意生物半衰期的影响。药物的半衰期反映了药物在体内消除的速度，表示了药物在体内的时间与血药浓度间的关系，它是决定给药剂量、次数的主要依据，半衰期长的药物在体内消除慢，给药的间隔时间就长，反之亦然。所以多数药物都是根据半衰期的长短安排给药时间的，这样不但保证药物的效力，而且减少了不良反应。而缓控释制剂一般适用于半衰期较短的药物，其半衰期一般在2~8小时之间，药物制成缓控释制剂后可以减少给药次数，提高患者的依从性。

二、用药时间

临床用药时需选择适当的用药时间。依据时辰药理学理论，把握最佳给药时机，实现疗效最大化和对机体不良反应影响的最小化。应根据药物的性质、对胃肠道刺激性、患者的耐受力和需要产生作用的时间来考虑。

依据时辰给药的目的在于：①增强药效，提高生物利用度；②减少、规避不良反应；③降低给药剂量，节约医药资源；④提高用药依从性。如西咪替丁餐后服比餐前服效果更佳。一般提倡睡前服用H$_2$受体阻断药（抑制夜间胃酸分泌，减少胃酸对溃疡面的刺激，有利于溃疡的愈合。茶碱缓释片应于晚上服用，由于哮喘往往在凌晨发作或在凌晨加重，服药时间选在晚上8~9点。强的松片上午6~8点服用，在分泌高峰期一次用药效果较好，饭后服用避免胃肠道反应。高血压患者应根据血压波动类型来确定服药时间，一般选择在高峰前1~2小时服药；对于大部分匀型血压的患者来讲，一天服用1次的长效降压药（包括控释片和缓释片），如氨氯地平、硝苯地平控释片、美托洛尔缓释片、培哚普利、缬沙坦、氯沙坦、福辛普利、贝那普利等，多在早上7点服药，饭前饭后均可，建议在进食前服用；一天服用2次的中效降压药，如硝苯地平缓释片、依那普利、非洛地平、美托洛尔等，早上7点和下午3点服药为好；一天服用3次的短效降压药，如硝苯地平片、卡托普利片，第一次清晨醒来服，第二次中午1点服，最后一次下午6点之前服。

三、药动学过程

药物相互作用是指某一种药物由于其他药物的存在而改变了药物原有的理化性质、体内过程（吸收、分布、生物转化和排泄）或组织对药物的敏感性等，从而改变了药物的药理效应或毒性效应。此处所说的药动学过程的相互作用，主要表现在吸收、分布、代谢和排泄上。

（1）吸收　空腹服药吸收较快，饭后服药吸收较平稳。促进胃排空的药物如甲氧氯普胺能加速药物吸收，抑制胃排空的药物如具有抗M胆碱作用的药物能延缓药物吸收。对于吸收缓慢的灰黄霉素加快胃排空反而减少其吸收，而在胃中易被破坏的左旋多巴减慢胃排空反而使吸收减少。

（2）分布　主要表现在与血浆蛋白的竞争性结合上。对于与血浆蛋白结合率高、分布容积小、安全范围窄及消除半衰期较长的药物易受其他药物置换而致作用加强，如阿司匹林与香豆素类抗凝血药与血浆蛋白竞争性结合，致使游离的抗凝药增多，导致抗凝血效应增强而引起出血；口服降糖药易受阿司匹林等解热镇痛药置换而产生低血糖反应。

（3）肝生物转化　有些药物能影响肝药酶的活性，使药物代谢诱导或抑制。如苯巴比妥可诱导肝微粒体 P450 酶系，使口服降血糖药、糖皮质激素类和保泰松等代谢加速、作用减弱。肝药酶抑制药如异烟肼、氯霉素和西咪替丁等能减慢肝转化药物，使药效加强或延长。

（4）肾排泄　利用离子屏障原理，弱酸性药物或弱碱性药物在肾小管能通过简单扩散重吸收，而尿液的 pH 可影响它们的解离。尿液呈酸性，可使弱碱性药物（如奎宁、可待因和抗组胺药等）解离型增多，在肾小管内重吸收减少，排泄量增加；尿液呈碱性，可使弱酸性药物（如阿司匹林、磺胺类和保泰松等）解离型增多，排泄量增加。反之，弱碱性药物在碱性尿液解离型少，弱酸性药物在酸性尿液解离型少，从而排泄量减少。

患者同时或在一定时间内由先后服用两种或两种以上药物后所产生的复合效应可使药效加强或不良反应减轻，也可使药效减弱或出现不良反应。作用加强包括疗效提高和毒性增加，作用减弱包括疗效降低和毒性减少。因此，临床上在联合用药时应注意利用各种药物的特性，充分发挥各联用药物的药理作用，以达到最好的疗效和最少的药品不良反应，从而提高用药安全性。按照发生的原理可分为药物代谢动力学或（和）药效学相互作用，药效学相互作用结果包括无关、协同、相加和拮抗4种；药动学相互作用主要由于药物在吸收、分布、代谢和排泄方面的相互影响引起。药物相互作用（DI）的后果包括期望的、无关紧要的和有害的3种，其中无关紧要的占绝大多数，而我们所关注的是有害的DI。如肝素钙与阿司匹林、非甾体抗炎药、右旋糖苷、双嘧达莫合用，有增加出血的危险。氢溴酸山莨菪碱与盐酸哌替啶合用时可增加毒性。甲氧氯普胺与吩噻嗪类抗精神病药合用可加重锥体外系反应。氨基糖苷类抗生素与依他尼酸、呋塞米和万古霉素合用，可增加耳毒性和肾毒性，可能发生听力损害，且停药后仍可发展至耳聋。

预防药物相互作用产生不良反应的措施如下。

（1）实施个体化给药　对于儿童、老年人、肝肾功能减退的特殊人群，临床用药时要特别注意药物的相互作用。因药物在体内代谢减慢和排泄减少，会引起血药浓度升高而易发生不良反应。尽量避免联合应用可能使治疗较难控制的药物或容易导致严重不良相互作用的药物，最好选择更安全的替代药物。

（2）重视药品说明书　应用一种药物疗效不佳时，需要更改药品或选择其他药品进行合理配伍。但并非所有配伍都是合理的，有些配伍会使药物的治疗作用减弱，导致治疗失败；有些配伍会使不良反应或毒性增强，引起严重不良反应；还有些配伍使治疗作用过度增强，超出了机体耐受，也可引起不良反应。这些均属配伍禁忌。药品说明书中详细记载了药物的溶剂选择和相互作用。

（3）重视易发生药物相互作用的高风险人群用药　国内研究报道，年龄不小于65岁的患者服用华法林出血事件发生率显著高于65岁以下患者。因此，对于患各种慢性疾病的老年人，需长期应用药物维持治疗的患者，多脏器功能障碍者，接受多家医院或多名医师治疗的患者，均应详细询问其用药史，综合考虑病情，力求用药少而精。

（4）牢记易发生药物相互作用的高风险药物　如抗癫痫药物（苯妥英钠）、心血管病药物（奎尼丁、普萘洛尔、地高辛）、口服抗凝药（华法林、双香豆素）、口服降糖药（格列本脲）、抗生素及抗真菌药（红霉素、利福平、酮康唑）及消化道用药（西咪替丁、西沙必利）。华法林是临床常用的抗凝药，抗凝疗效高且价格便宜，但不足之处是会与多种药物发生相互作用。如与头孢菌素类抗生素（头孢哌酮、头孢噻吩等）、大环内酯类抗生素、胺碘酮等合用可增强华法林抗凝作用，与维生素K、口服避孕药和雌激素等能竞争有关酶蛋白，促进凝血因子Ⅱ、Ⅶ、Ⅸ、Ⅹ的生成，拮抗华法林的作用，使抗凝作用减弱。

四、配伍禁忌

药物理化配伍禁忌主要表现在静脉注射、静脉滴注及肠外营养液等溶液的配伍方面。药物理化配伍禁忌指由于液体pH、离子电荷等条件的改变而引起包括药液的浑浊、沉淀、变色和活性降低等变化。药物液体制剂在剂型设计之初就已经研究了其在含重金属（同时含有或不含螯合剂）或抗氧剂（在含氧或氮的环境中）等条件下的配伍稳定性，说明书已经建议了最佳的使用方法，故在新药使用前，应认真阅读药品说明书，全面了解该药的特性，避免盲目配伍。

临床常见的配伍禁忌如下。

（1）溶剂选择不当易引起药物不溶　阿奇霉素的配制按说明书要求为：

将本药用适量注射用水充分溶解后，配制100mg/ml的溶液，再加入到250ml或500ml的0.9%氯化钠注射液或5%葡萄糖注射液中，最终配制成1~2mg/ml的静脉滴注液。有的注射用粉针在配制时需要用特殊的溶剂溶解，例如注射用硫普罗宁配制时应用所附的专用溶剂溶解后再加入到输液中。盐酸阿霉素配制时，应先加注射用水溶解，再加入5%葡萄糖注射液或0.9%氯化钠注射液中使用。因此对药品中配备的专用溶剂请勿丢弃，也不要擅自用其他溶剂替代。

（2）析盐 例如氟罗沙星为第三代喹诺酮类药物，遇强电解质（如氯化钠、氯化钾）会发生同离子效应析出沉淀，因而禁与含氯离子的溶液配伍。甘露醇注射液为过饱和溶液，应单独滴注，如加入电解质（如氯化钾），可加速甘露醇盐析产生结晶，并易引起电解质紊乱导致低血钾。

（3）酸碱度改变而引起药物破坏，沉淀或变色 每种输液都有规定的pH范围，对所有加入的药物的稳定性都有一定影响。常用的溶剂有5%或10%葡萄糖注射液、0.9%氯化钠注射液、葡萄糖氯化钠注射液等、其pH依次为3.2~5.5、3.5~5.5、4.5~7.0。青霉素水溶液稳定的pH为6.0~6.5，用葡萄糖注射液配伍会造成青霉素的β-内酰胺环水解而使效价降低。

（4）药物之间发生氧化还原反应 维生素K类为一种氧化剂，若与还原剂维生素C配伍，则维生素K被强还原剂维生素C破坏，从而失去止血作用。因为维生素K为醌式结构物质，可被维生素C还原破坏，两类药物易溶于水且极性较大，相遇则发生氧化还原反应致作用减弱或失效。

（5）发生钙离子的沉淀反应 钙离子可与磷酸盐、碳酸盐生成钙沉淀，钙离子除常用钙盐外，还存在于林格液、乳酸钠林格液中。磷酸盐存在于地塞米松、克林霉素磷酸酯、三磷酸腺苷等药物中，碳酸盐存于部分药物的辅料中。头孢曲松与钙离子配伍会生成沉淀，因而不宜与葡萄酸钙、林格液、乳酸钠林格液等含钙溶液配伍。

（6）中药注射剂配伍问题 中药注射剂成分复杂，容易受pH等因素影响，而使溶解度下降或产生聚合物出现沉淀，甚至可能与其他成分发生化学反应使药效降低。例如茵栀黄注射液与盐水配伍后pH发生变化，颜色加深，药效下降，微粒增加。丹参川芎嗪不宜与碱性注射剂配伍。双黄连注射剂与氨基糖苷类及大环内酯类等配伍时易产生浑浊或沉淀。中药注射剂配伍后除了混合液外观可能发生理化变化外，有时虽然外观无变化但用仪器实测显示不溶性微粒增加。

避免注射剂配伍禁忌的措施归纳如下。

（1）在不了解某药品的配伍禁忌时，可将该药单独使用。

（2）两种药物混合时，一次只加一种药物到输液瓶中，待混合均匀后液体外观无异常改变再加入另一种药物，两种浓度不同的药物配伍时，应先加浓度高的药物至输液瓶中再加浓度低的药物，以减少发生反应的速度。

（3）有色药液应最后加入输液瓶中，以避免瓶中有细小沉淀不易发现。

（4）严格执行注射器单用制度，以避免注射器内残留药液与所配制药物之间产生配伍反应。

（5）根据药物的药理性质合理安排输液顺序，对存在配伍禁忌的两组药液，在使用时应间隔给药，如需序贯给药，在两组药液之间应以葡萄糖注射液或0.9%氯化钠注射液冲洗输液管过渡。

（6）根据药物性质及说明书选择合适的溶剂，避免发生理化反应。

（7）中药注射剂宜单独使用。输液时在西药注射剂滴完后，用溶剂冲洗管路再使用中药注射剂。

第三节 特殊人群用药的剂型选择

选择用药时首先要根据患者的具体病情，同时还要根据患者的年龄、性别及一些特殊情况来考虑用药的选择和剂量。以下重点介绍老年人和儿童用药时剂型的选择。

一、老年人用药的剂型选择

能口服的尽量不要注射，能注射的尽量不要滴注。因为老年人的肌肉对药物的吸收能力较差，注射后疼痛较显著并且容易形成硬结。

老年人需要长期用药时，尽可能口服给药。对部分吞咽困难的老年人，可选用颗粒剂或液体制剂，必要时注射给药。

尽量选用控释制剂，该制剂单位时间释放固定量的药物，受胃肠道动力和酸碱性影响小，较适宜老年人选用。

因为缓控释类特殊剂型是在胃或肠道中缓慢释放药物，以维持较持久的疗效并降低不良反应，故对于大多数该类制剂来讲必须整服，因其研磨后会不同程度破坏其缓控释结构，药物快速入血，加之单片剂量为普通片剂数倍，可能带来严重不良反应，因此禁止研磨服用，尤其是渗透泵型控释片。有刻痕的骨架型缓释片可掰服，但禁止研磨。

二、儿童用药的剂型选择

儿童的免疫系统还没有完全建立起来，各个器官和系统没有完全发育成熟，抵抗力较弱，易被外界微生物入侵，从而引发多种疾病。儿童用药安全问题不容忽视，儿童服药易出现多种问题，如过量、呛咳和误服等，严重的甚至威胁儿童生命安全。不过，只要选对儿童用药剂型和剂量，就能最大程度避免此问题发生。建议儿童选用的剂型包括栓剂、散剂、颗粒剂、滴剂、气雾剂、吸入剂和糖浆剂等。儿童用药剂型应符合如下特点。

1.使用方便　药片和胶囊难以吞咽，易发生呛咳，以上药物剂型正好避开了此问题。因为儿童气道狭小，药物呛入气管易引起气道痉挛和堵塞，从而引起剧烈咳嗽，甚至导致窒息。

2.药物剂量易于控制　以上药物剂型一般配备精确的滴管或量杯，相对来说用药量更加精确。就拿混悬剂或糖浆剂来说，根据儿童每次用药时所需的量来取药，起效速度快，服用更加方便，口感良好，容易被儿童接受；滴剂药物浓度高，服用容积比较小，特别适合小宝宝服用；栓剂大部分药物成分经直肠黏膜吸收进入血液循环后，对胃肠道刺激性小，且不会增加肝脏毒性。

3.用药依从性高　以上剂型的药物口感良好，儿童服用时因为好奇而不排斥。

这里需特别指出，在临床实际应用时，为了儿童用药方便，有人会破坏剂型。比如：胶囊剂的胶囊壳对药物有遮味、保护等作用，打开胶囊壳服用不仅破坏了胶囊壳的保护作用，同时释放了药物不良味道、增加药物的刺激性和不良反应。可造成儿童恶心、呕吐等，而且增加了药物污染的机会。肠溶片外的肠溶衣对药物的片芯有保护作用：一方面防止药物在胃液中水解而降低疗效；另一方面减少药物对胃黏膜的刺激。掰开或磨碎服用会大大降低药物疗效，同时增加不良反应。如胰酶片、头孢呋辛酯片等掰开或磨碎使用疗效降低；红霉素肠溶片、阿司匹林肠溶片、吲哚美辛肠溶片等掰开或磨碎使用可造成胃溃疡、胃出血等。

三、孕产妇用药的剂型选择

孕产妇因生理的变化对药物代谢和药效产生独特的影响。孕妇由于免疫系统、新陈代谢、内分泌和血管功能等发生变化，皮肤及其附属器官可出现多种生理性和病理性改变，约有90%的孕妇皮肤会发生不同形式的变化。主要与妊娠期体内皮质类固醇激素、雌激素水平改变以及免疫、代谢状态有关。这些改变不仅影响孕妇自身的健康，严重者还会危及胎儿，加之大多数孕妇不能或不愿意接受药物治疗，使得病变日益严重。

药物对妊娠各期的影响总结如下。①妊娠早期：受精后2周内药物对胚胎是"全"或"无"效应。如受到药物损伤严重，可造成极早期流产；如受部分损伤，可补偿修复损伤的细胞，胚胎仍可继续发育而不出现异常。故在此期曾短期服用小剂量药物，不必过分忧虑。关键在于受精后3~12周，胚胎及胎儿各器官处于高度分化、迅速发育阶段，受药物影响可能导致某些系统和器官畸形。妊娠前3个月是胎儿重要器官形成的关键时期，也是最易受致畸因素影响的敏感时期。②妊娠中晚期：妊娠4个月以后，进入中、晚期，药物致畸的敏感性降低，但胎儿的牙、神经系统、生殖系统等还在继续发育，药物的不良影响仍然存在。此外，有些药物对胎儿的致畸不表现在新生儿期，而是在若干年后才显现出来，如孕妇服用己烯雌酚致青春期少女阴道腺癌。因此，在妊娠中、晚期用药也应慎重，根据用药适应证权衡利弊做出选择。在妊娠期绝对安全的药物几乎没有。

孕期的药物治疗需要特别谨慎，以确保母体和胎儿的安全。应尽量避免在妊娠期的前3个月内使用任何药物，孕妇在整个妊娠期间用药都要特别谨慎，应杜绝使用非必需的药物。所有药物的剂量应是最小有效量，尽量使用在妊娠期间较为安全的药物，孕妇在妊娠期间用药要征得医生同意，能用外用药尽量不用内服药。在考虑药物治疗方案时，除了疾病的特点和药物的作用机制外，还需综合考虑孕妇的生理特点，例如激素水平升高、肠道蠕动减慢、胃酸分泌增加等，这些变化可能影响药物的吸收、代谢和排泄。孕产妇用药剂型选择尤为重要，以下是建议和解析。

1.口服剂型优先　孕产妇选择口服剂型药物的原因主要包括便于服用和调节剂量、相对安全性以及更广泛的可用性。口服剂型不需要特殊设备或技能，剂量容易调整，且相对安全，避免了直接进入血液循环的途径，减少了潜在的母婴风险。此外，口服药物种类更多，制药公司通常更倾向于开发口服剂型的药物。尽管口服剂型通常是首选，但在紧急情况下或需要快速治疗的情况下，可能需要选择其他剂型，例如注射剂，但需要医生严格监督和专业判断。

2.局部治疗剂型优先　对于需要局部治疗的疾病，如皮肤瘙痒或炎症，局部剂型（如软膏、凝胶或乳膏）往往比口服剂型更安全，可减少全身药物暴露和毒性风险、提供更直接和有效的治疗以及降低系统性不良反应的潜在性。这种治疗方式不仅可以减少药物对全身器官的负面影响，还可以更有效地集中药物在需要治疗的部位，提供更加局部化和定向的治疗。因此，在孕妇用药时，考虑最大限度地减少对母体和胎儿的潜在风险，局部治疗剂型往往被优先选择。

3.谨慎选用可导致胃肠道刺激的剂型　谨慎选用可导致胃肠道刺激的剂型是为了减少胃肠道不良反应、保护消化系统。这是因为某些药物剂型，如片剂或胶囊，可能通过胃黏膜直接接触胃酸，导致胃部刺激或溃疡形成。相比之下，口服液体剂型、控释剂型、肠溶剂型以及外用剂型等能够减少直接与胃黏膜接触的药量，从而降低胃肠道刺激的风险，保障孕妇和胎儿的健康。

4.谨慎选择外用含乙醇制剂　谨慎选择外用含乙醇制剂主要是为了避免乙醇对皮肤的刺激、降低乙醇吸收的风险。乙醇在皮肤上使用可能导致刺激性皮炎、烧灼感和皮肤干燥等不良反应，尤其是对于敏感皮肤的人群更为突出。此外，乙醇通过皮肤吸收后可进入血液循环，导致全身乙醇浓度升高，可能对母体和胎儿的健康产生潜在的不良影响。因此，对于孕妇和敏感皮肤的个体，尤其需要避免外用含乙醇制剂，选择更温和、安全的替代品。

5.谨慎使用注射剂型　谨慎使用注射剂型的主要原因在于注射给药直接将药物输送至体内循环系统，可能导致快速、高浓度的药物吸收，增加系统性不良反应的风险。注射剂型绕过了消化道吸收过程，使药物迅速进入血液循环，可能导致药物在体内的浓度迅速达到高峰值，增加了药物在全身的分布范围，同时也增加了药物与组织和器官相互作用的可能性。这种药物分布模式可能引起过敏反应、药物相互作用以及对心血管、肝脏和肾脏等重要器官的不良影响。因此，孕妇用药特别需要谨慎评估注射剂型的安全性，确保在医生严密监测下使用，并根据怀孕患者的具体情况权衡利弊。

6.慎重考虑选用持续释放剂型　持续释放剂型的使用需要慎重考虑，因为这些剂型可能导致药物在体内长时间维持高浓度，增加药物在全身的暴露时间和潜在毒性。持续释放剂型通过控制药物的释放速率，延长药物在体内的作用时间，从而减少给药频率和提高患者依从性。然而，需要注意的是，长时间高浓度的药物暴露可能增加药物的系统性副作用和药物相互作用的风险，尤其是在孕妇等特殊人群中，对母体和胎儿的安全性尤为关键。因此，在选择持续释放剂型时，需仔细评估患者的病情和药物特性，权衡利弊，确保在医生监督下合理使用，以最大程度地减少潜在的不良影响。

7.选用液体剂型的注意事项 首先，对于液体剂型，应优先选择无色素、无香料、无糖或低糖的制剂，液体剂型可能含防腐剂或其他辅助成分，这些成分可能引起过敏反应或不良影响，对于孕产妇更需谨慎。其次，液体剂型的保存条件和稳定性需要严格控制，以避免药物降解和失效，同时还需注意避免受光、热、湿等外界因素的影响。第三，对于口服液体剂型，还需要特别关注药物的味道和口感，以确保患者能够接受并正确使用药物。最后，液体剂型在给药时需要准确测量剂量，以避免过量或不足量用药。因此，在使用液体剂型时，需谨慎遵循药品说明书及医嘱，确保安全且有效。

8.个体化治疗的选择 考虑到每位孕产妇的生理和病理情况可能不同，剂型选择应当个体化，可以根据孕妇的生理状态、病史、孕周、药物安全性和胎儿风险等因素选择最合适的药物剂型，避免可能对胎儿产生不良影响的剂型，优先选择安全性高、口服便利且药效稳定的剂型。此外，个体化治疗尽可能考虑孕妇的个人偏好和生活方式，以提高治疗依从性和治疗效果，更好地保障孕妇和胎儿的健康。

四、肝肾功能异常患者用药的剂型选择

肝肾功能异常者因肝脏和（或）肾脏功能减退，导致药物代谢、分布、排泄等药代动力学参数异常，增加药物治疗风险和不良反应的发生率。药物在体内代谢和排泄受阻，易导致药物在血液中浓度升高，增加中毒风险。另一方面，药物代谢减缓可降低药效，导致治疗效果不佳。因此，肝肾功能异常者药物的剂型选择尤为重要。

1.口服剂型的选择 口服剂型方便患者服用，能够提供较稳定的血药浓度。对于需要肝肾代谢或排泄的药物，口服剂型的药物可能受肝肾功能影响，药物的代谢和排泄受阻，易导致血药浓度过高或过低。选择易吸收且不会刺

激消化道的口服剂型，如口崩片、口崩颗粒等，以提高药物的生物利用度。同时，尽量避免选择需要肝肾代谢或排泄的药物，减轻肝肾负担。

2.外用剂型的选择 外用剂型直接作用于局部病变部位，可减少药物在体内的代谢和排泄，降低全身不良反应的发生率。部分药物外用剂型可能对皮肤产生刺激或引发过敏反应。选择适合的外用剂型，如局部贴剂、凝胶等，可减少药物在体内的代谢和排泄，降低肝肾的负担。同时，需注意避免选择可能引起局部刺激的剂型。

3.调整剂型和剂量 根据肝肾功能异常者的具体情况，调整药物剂量和剂型，尽量减少肝肾的负担，避免药物在体内蓄积导致不良反应。对于需要肝肾代谢、排泄的药物，根据肝肾功能指标调整剂量，避免药物过度蓄积。

4.注射剂型的谨慎使用 对于需要肝肾代谢、排泄的药物，谨慎选择注射剂型，以避免加重肝肾的负担和引起全身性不良反应。如必须使用注射剂型，应谨慎监测患者的肝肾功能，并根据监测结果调整剂量，以确保药物的安全性。

第四节 药品包装涉及的问题

一、药品名相近或外包装相似

门诊药房药品繁多，许多药品外包装相似，但药理作用相去甚远。有报道称，药名或药品包装相似造成的调剂差错占总调剂差错的1/3以上。常见名称相近的药品见表3-1。

表3-1 常见名称（通用名或商品名）相近的药品

序号	药品名称及药理作用分类	
1	长春西汀（外周血管扩张药）	长春新碱（抗肿瘤药）
2	康忻（富马酸比索洛尔片，用于高血压、心绞痛）	欣康（单硝酸异山梨酯片，用于冠心病）
3	氯化钾（电解质，用于低钾血症）	氯沙坦钾（降压药）
4	安痛定针（复方氨基比林，退热）	安定针（地西泮，抗焦虑药）
5	雅施达（培哚普利片，降压药）	压氏达（苯磺酸氨氯地平片，降压药）

续表

序号	药品名称及药理作用分类	
6	参麦注射液（红参、麦冬，益气固脱，养阴生津源流于参麦饮，补气稍弱，人参、麦冬并重，益气养阴，配合癌症放化疗时，可明显增效减毒）	生脉注射液（红参、麦冬、五味子，益气养阴，复脉固脱，源流于生脉散，五味子补益肺气，补气强，重用麦冬，养阴为主，辅以补气，还可用于上消化道出血、中暑、急性酒精中毒、2型糖尿病及视神经萎缩等）
7	丁胺卡那（硫酸阿米卡星，抗感染）	丁卡因（局麻药）
8	弥可保（甲钴胺片，用于周围神经病）	西乐葆（塞来昔布，非甾体抗炎药）
9	利可君（预防和治疗白细胞减少症及血小板减少症）	利托君（妊娠中期保胎药） 米多君（用于治疗直立性低血压及女性压力性尿失禁）
10	强痛定（布桂嗪，镇痛药）	安痛定（复方氨基比林，解热镇痛药）
11	得高宁（硝苯地平缓释片，降压药）	地高辛（用于心功能不全、伴有快速心室率的心房颤动、室上性心动过速等）
12	奥氮平（抗精神分裂药，治疗中、重度躁狂发作，预防双相情感障碍复发）	奥卡西平（治疗原发性全面性强直-阵挛发作和部分性发作、伴或不伴有继发性全面性发作）
13	咪唑斯汀（用于季节性和常年性过敏性鼻炎、结膜炎、荨麻疹等）	阿司咪唑（息斯敏，治疗季节性过敏性鼻炎）
14	阿苯达唑（驱虫药）	咪达唑仑（用于各种失眠症的短期治疗，作为入睡困难和手术前器械性诊断性用药）
15	复方甘草片（镇咳祛痰药）	复方甘草酸苷片（改善肝功能异常和湿疹、皮炎等）
16	门冬氨酸钾注射液（用于低钾血症）	门冬氨酸钾镁片（电解质补充药）
17	桂利嗪片（用于脑血栓、脑动脉硬化等）	氟桂利嗪片（预防偏头痛，治疗前庭功能紊乱导致的眩晕）
18	茶碱片（用于支气管哮喘、慢性喘息性支气管炎及其他支气管痉挛引起的呼吸困难）	氨茶碱片（用于支气管哮喘、阻塞性肺气肿等，缓解喘息症状，心源性肺水肿引起的哮喘）
19	多巴胺注射液（用于休克综合征以及洋地黄、利尿剂无效的心功能不全）	多巴酚丁胺注射液（用于心力衰竭、心脏术后低排血量综合征）
20	喷托维林片（用于各种原因引起的干咳）	特步他林片（预防和缓解支气管哮喘）

二、因剂型、品规较多致混淆

外包装相似、药理作用相同而剂型、规格不同的药品在临床上也很常见，据统计，因品规较多而混淆的调剂差错占总调剂差错的1/4以上。常见品规较多的药品见表3-2。

表3-2　常见因剂型、品规较多易混淆的药品举例

药品名称	规格
阿德福韦酯胶囊	10mg × 14 粒
阿德福韦酯片	10mg × 7 片
阿托伐他汀钙胶囊	20mg × 7 粒，10mg × 10 粒
阿托伐他汀钙片	10mg × 7 片
氨酚羟考酮胶囊	（5mg/500mg）× 10 粒
氨酚羟考酮片	（5mg/325mg）× 10 片
富马酸比索洛尔片	2.5mg × 10 片
富马酸比索洛尔片	5mg × 10 片
泮托拉唑肠溶胶囊	40mg × 7 粒
泮托拉唑肠溶片	40mg × 7 片
瑞格列奈片	0.5mg × 60 片
瑞格列奈片	2mg × 60 片

三、看似听似药品混淆

LASA药品（LASA即look-alike and sound-alike）是指读音或名称极为相似，作用机制、适应证、用法用量、不良反应等却不尽相同的药品。LASA 药品包括"看似"药品与"听似"药品两类。其中"看似"药品又包括名称"看似"药品与包装"看似"药品，"听似"药品又包括通用名"听似"药品与商品名"听似"药品。有研究称，LASA药品导致了临床约1/4的用药差错事件，给临床用药造成了极大的不便。看似听似药品参见表3-3。

表3-3　看似听似药品举例

药品A	药品B	看似	听似
Taxol	Taxotere	√	
绒促性素针	尿促性素针	√	
甲硝唑片	替硝唑片	√	
注射用吡柔比星	注射用表柔比星		√
Amiodarone	Amrinone		√
Cisplatin	Carboplatin		√
盐酸小檗胺片	盐酸小檗碱片	√	√
盐酸异丙嗪注射液	盐酸氯丙嗪注射液	√	√
山莨菪碱注射液	山莨菪碱片	√	√

续表

药品A	药品B	看似	听似
安博维	安博诺	√	
水飞蓟宾胶囊	水飞蓟素胶囊	√	√
Narcan	Nucuron		√
Retrovir	Ritonavir		√
Quelicin	Keflin		√
活血通脉片	活血通脉胶囊	√	√
Sotalol	Sudafed		√
Zolpidem	Zyloprim		√
Metadate	Methadone		√
纳洛酮	拉诺辛		√

注：Taxol——紫杉酚、Taxotere——紫杉特尔、Amiodarone——胺碘酮、Amrinone——氨力农、Cisplatin——顺铂、Carboplatin——卡波铂、Narcan——纳洛酮、Nucuron——拉诺辛、Retrovir——立妥威、Ritonavir——利托那韦、Quelicin——琥珀胆碱制剂的商品名、Keflin——头孢噻吩、Sotalol——索他洛尔、Sudafed——速达菲、Zolpidem——唑吡坦、Zyloprim——别嘌醇、Metadate——哌甲酯、Methadone——美沙酮

LASA药品是引发调配发药环节错误的主要原因，在此提示，应进一步完善并改进LASA药品管理制度。通用名联合商品名，货位分开摆放，粘贴醒目的提醒标识，使用条形码，加强药品信息化、自动化管理均是目前常用且行之有效的降低LASA药品调配发药错误的方法。

第四章　药用辅料的选择

第一节　药用辅料概述

我国的《药品管理法》规定：药用辅料是指生产药品和调剂处方时所用的赋形剂与附加剂，即除活性成分以外，在安全性方面已进行了合理的评估，且包含在药物制剂中的物质。具有提高药物疗效、降低药物不良反应、提高生物利用度、增强稳定性、溶解性，改善口感、外观等重要作用。

药用辅料除了赋形、充当载体、提高稳定性外，还具有增溶、助溶、缓控释等重要功能，是可能影响药品的质量、安全性和有效性的重要成分。药用辅料的作用包括：①赋型；②使制备过程顺利进行；③提高药物稳定性；④提高药物疗效；⑤降低药物不良反应；⑥调节药物作用；⑦增加患者用药的依从性。药用辅料应具有如下特性：经安全性评估对人体无毒害作用；化学性质稳定，不易受温度、pH、保存时间等因素的影响；与药物成分之间无配伍禁忌；不影响制剂的检验，或可按允许的方法除去对制剂检验的影响；尽可能用较小的用量发挥较大的作用。药物的物理和化学性质为药物在剂型的制备中药用辅料的应用配伍提供依据。药用辅料可溶解、混悬、增稠、稀释、乳化、稳定、保护、着色、矫味或改观药物使之形成有效而适宜的药物制剂。

近年来，随着药用辅料在药物制剂中的应用被广泛重视，我国药用辅料质量标准研究得到快速发展。2015年版《中国药典》将辅料标准与通用技术要求合并单独成册，形成《中国药典》第四部，收载药用辅料共270种，其中新增137种；同时新增了通则9601"药用辅料功能性指标研究指导原则"，收录了12类辅料用途的功能性指标。2020年版《中国药典》强调了在药品制剂研发和上市后变更研究中，对药用辅料的选用应以制剂质量为中心，以满足制剂的质量要求和设计目标为依据，加强药用辅料的适用性研究。共收载335种药用辅料，其中新增65种；同时对通则9601"药用辅料功能性相关指标指导原则"进行了细化，区别于2015年版《中国药典》的简单介绍，每种类型都细分了化学性质、物理性质、功能机制和功能性相关指标，而且种类也增至19类。

《药品说明书和标签管理规定》自2006年6月1日起实施,它是药品说明书必须遵循的法律依据。其中,第十一条规定:注射剂和非处方药应当列出所用的全部辅料名称;药品处方中含有可能引起严重不良反应的成分或者辅料的,应当予以说明。我国关于药品说明书和标签标注辅料的要求较低,随着2019年新修订《中华人民共和国药品管理法》和2020年《药品注册管理办法》的颁布以及仿制药一致性评价、国家组织药品集中招标采购政策的推行,药品说明书辅料标注不规范问题日益凸显。

药用辅料是药品生产中不可或缺的组成部分,制药行业高质量发展的需求势必波及药用辅料产业。我国药用辅料产业因历史发展的局限性,与制药发达国家尚有一定差距。目前,药用辅料从注册审批制转变为关联审评审批制,关联审评审批制以制剂需求为核心,推动了辅料供应商自主登记备案进程。但与辅料相关的政策法规、管理文件、技术指南等仍有空缺,如辅料生产管理、变更、供应商审计等。关于药品说明书和标签管理规定的法规不能满足现阶段我国药品实现高质量发展的需求,有完善的法律法规,才能有法可依,以确保药品的安全性和有效性。药品说明书中辅料标注的相关法律法规及技术指南体系尚需进一步完善。建议我国相关法律法规强化药用辅料的标注,以确保用药安全。尽管目前说明书中辅料标注不完善,我们在审方过程中仍要关注有明确不良反应、相互作用信息的辅料。

第二节 不同药物剂型的辅料及其不良反应

药用辅料可从来源、作用和用途、给药途径等进行分类。按来源分类,药用辅料可分为天然物、半合成物和全合成物;按作用与用途分类,药用辅料可分为溶剂、抛射剂、增溶剂、助溶剂、乳化剂、着色剂、黏合剂、崩解剂、填充剂、润滑剂、润湿剂、渗透压调节剂、稳定剂、助流剂、矫味剂、防腐剂、助悬剂、包衣材料、芳香剂、抗黏着剂、抗氧剂、螯合剂、渗透促进剂、pH调节剂、缓冲剂、增塑剂、表面活性剂、发泡剂、消泡剂、增稠剂、包合剂、保湿剂、吸收剂、稀释剂、絮凝剂与反絮凝剂、助滤剂、释放阻滞剂等;按给药途径分类,药用辅料可分为口服、注射、黏膜、经皮或局部给药、经鼻或口腔吸入给药和眼部给药等。

一、注射剂的辅料

2020年版《中国药典》四部收载药用辅料共335种，其中注射用辅料品种共13种，包括注明"供注射用"的12个品种，分别为大豆油、大豆磷脂、甘油、丙二醇、丙交酯乙交酯共聚物、活性炭、蛋黄卵磷脂、氯化钠、聚乙二醇300、聚乙二醇400，名称未标注"供注射用"字样的聚山梨酯80（Ⅱ），也为注射级辅料。截至2023年4月20日，在国家药品监督管理局药品审评中心药用辅料备案平台查询到已登记注明为供注射用的辅料信息216条，品种总数60种，将其按照药剂学用途进行归纳分类，结果见表4-1。药智网统计结果表明，国产注射剂中使用辅料约300种。将药智网上查询到的国产注射剂使用的辅料，与药品审评中心辅料备案平台上备案的注射用辅料以及2020年版《中国药典》中收载的注射用辅料进行对比分析，结果国产注射剂中有使用，但没有备案且药典未收载的辅料有170种。

表4-1　备案注射用辅料信息

用途	辅料名称
溶剂和助溶剂	N，N-二甲基乙酰胺、苯甲酸苄酯、蓖麻油、丙二醇、茶油、大豆油、甘油、高纯度甘油、橄榄油、精制蓖麻油、聚乙二醇300、聚乙二醇400、聚乙二醇4000、磷酸三丁酯、麻油、无水乙醇、芝麻油
增溶剂、润湿剂或乳化剂	大豆磷脂、胆固醇、蛋黄卵磷脂、精制蛋黄卵磷脂、聚山梨酯20、聚山梨酯80、聚氧乙烯（35）蓖麻油、卵磷脂、三辛酸甘油酯、油酸、油酸钠、中链甘油三酯
螯合剂	依地酸二钠
防腐剂	苯甲醇
pH调节剂和缓冲剂	氨丁三醇、醋酸钠三水合物、枸橼酸钠、琥珀酸、琥珀酸二钠六水合物、琥珀酸钠（D-160）、琥珀酸钠（D-161）、磷酸氢二钠
缓释材料	丙交酯乙交酯共聚物（5050）、丙交酯乙交酯共聚物（7525）、丙交酯乙交酯共聚物（8515）、甲氧基聚乙二醇-聚（D,L-乳酸）
脂质体膜材	二芥酰磷脂酰胆碱、二硬脂酰磷脂酰胆碱、二硬脂酰磷脂酰甘油、二油酰基磷脂酰胆碱、二棕榈酰磷脂酰胆碱、二棕榈酰磷脂酰甘油、培化磷脂酰乙醇胺
冻干成形剂、保护剂及渗透压调节剂	D-甘露醇（M-109-7）、海藻糖、海藻糖（T-104-5）、海藻糖（无菌）、氯化钠、羟丙基倍他环糊精、乳糖、蔗糖
吸附剂	活性炭
稳定剂	肌酐

提到药物不良反应，人们往往将其归因于药物的活性成分。事实上，一些药用辅料并非惰性，随着药用辅料的应用日益广泛，临床上的一些不良反应可由辅料引起，尽管发生率较低却涉及多器官多系统，甚至危及生命。如2006年4月，广州一家医院的患者在使用某制药厂生产的亮甲菌素注射液后出现了急性肾功能衰竭症状。仅19日到30日，由于肾衰导致患者死亡9例。经证实，引起该严重不良反应的原因为二甘醇代替了原本应该添加的辅料丙二醇，且二甘醇（DEG）含量达30%（V/V）。这是我国首桩使用假药用辅料造成严重后果的药害事件。由此，药用辅料的安全性引起人们的高度重视。

下面总结注射剂常用辅料及其不良反应。

1. 丙二醇　丙二醇在肝脏大量代谢，主要氧化为乳酸和丙酮酸。重症监护患者注射苯二氮䓬类镇静催眠药时，丙二醇通常会引起代谢紊乱，可产生血清高渗、乳酸中毒和肾毒性。丙二醇作为辅料和溶剂，具有潜在危险性，可引起多种不良反应，如渗透压升高、乳酸酸中毒、中枢神经系统抑制、溶血、局部静脉炎、心脏毒性反应、接触性皮炎等。丙二醇可以透皮吸收，亦可透过血–脑屏障。中药注射剂痰热清注射液以丙二醇为溶剂，该药滴注速度过快时会引起血栓性静脉炎、呼吸衰竭、低血压、癫痫发作；长期滴注时，因血清肌酐浓度与丙二醇浓度相关，可因丙二醇蓄积而产生肾毒性，肾功能不全者须慎用。

丙二醇可引起中枢神经系统抑制，尤其是儿童和肾衰竭患者，丙二醇在新生儿体内半衰期长达16.9小时，应格外注意防止丙二醇蓄积。

2. 苯甲醇　苯甲醇为无色的澄明液体，具有微弱香气，遇空气氧化成苯甲酸及苯甲醛。苯甲醇具有抑菌和局部麻醉作用，可减轻肌内注射时的疼痛感。20世纪七八十年代，临床普遍应用苯甲醇作为注射剂的溶剂，20世纪90年代后期不断有试验数据和流行病学调查显示，苯甲醇能引起不可逆的臀肌挛缩症：轻者双髋关节不能内敛，重者膝盖不能合并呈蛙腿样分开。苯甲醇可与红细胞膜结合，引起溶血。胺碘酮注射液中含有苯甲醇，可引起低血压，减慢滴速可缓解；有新生儿静脉给药后引发喘息综合征而致命的报道。鉴于此，不少地区要求停用苯甲醇作为注射剂的溶剂。2012年7月11日，原国家食品药品监督管理局发布《关于组织开展含苯甲醇的注射液说明书检查的通知》，要求含苯甲醇的注射液说明书中必须明确标注"本品含苯甲醇，禁止用于儿童肌内注射"，说明书未按要求修订的，产品一律不得上市。

3.乙醇 乙醇作为溶剂应用于多种难溶性药物的注射剂中。乙醇肌内注射或皮下注射刺激性很大，注射部位先产生烧灼感和强烈疼痛，继而局部麻醉，若注射不慎接近神经，可引起神经变性损害。其浓度在11%以上时，可急剧溶血；低于10%浓度的乙醇中添加0.9%的氯化钠，可防止溶血。故静脉注射时，需注意乙醇的浓度以防止溶血。乙醇静脉滴注也会产生类似醉酒症状的过敏反应。如需应用辅料中含有乙醇的药物，在与头孢菌素类药物或甲硝唑、替硝唑等联合应用时，要注意药源性双硫仑样反应。

4.亚硫酸盐 亚硫酸盐是亚硫酸钠、亚硫酸氢钠、亚硫酸氢钾、焦亚硫酸钠、焦亚硫酸钾等的统称，常用作酸性药液的抗氧剂，起保持药剂稳定的作用，常用剂量0.01%~1.0%，过敏反应发生率较高，有的甚至危及生命，美国FDA早在1985年就要求药品生产厂家在标签上注明。美国FDA估计约有5%哮喘患者对亚硫酸盐敏感，产生类似哮喘的过敏症状：喘息、呼吸困难等，而无呼吸道疾病的人发生率相对较低。

亚硫酸盐在注射剂中作为抗氧剂广泛使用，如肾上腺素、地塞米松、多巴酚丁胺、多巴胺、去甲肾上腺素、普鲁卡因胺、毒扁豆碱、丙泊酚、氨基酸输液等，与口服不同的是，静脉给药的亚硫酸盐过敏反应发病快、病情严重，前者在肠道吸收经门静脉进入肝脏，被肝内亚硫酸氧化酶氧化成无毒的硫酸盐由尿液排至体外，后者绕过肝脏解毒环节直接进入血液循环，毒性更强。氨基酸输液中的亚硫酸盐对患者肝功能有影响，可能导致转氨酶升高，严重的有可能引起肝细胞坏死。

5.聚氧乙烯蓖麻油聚合物（Cremophor EL，CrEL） CrEL是非离子型表面活性剂，作为难溶药物的增溶剂静脉给药，具有一定的生物学活性，可产生严重过敏反应、高脂血症、脂蛋白异常、红细胞聚集、周围神经病变。在含CrEL的注射剂中，紫杉醇的平均单剂量用量最大，约26ml。

CrEL最常见的不良反应为急性过敏反应，其机制是机体的抗胆固醇抗体与CrEL胶团表面的大量羟基结合，激活补体C3，引起肥大细胞释放组胺，产生Ⅰ型变态反应，表现为呼吸困难、皮肤潮红、皮疹、胸痛、心动过速、低血压、荨麻疹。预先给予高剂量皮质激素、抗组胺药可降低过敏的发生率，但仍会有41%~44%的患者发生潮红、皮疹，1.5%~3%的患者有生命危险。由于CrEL过敏反应具有剂量依赖性，血中达到2μg/ml即可发生，所以减慢滴注速率或适当稀释后滴注是减少过敏现象发生的一个有效措施。另外，CrEL

与常用的聚氯乙烯塑料输液器相互作用，溶出其中的增塑剂邻苯二甲酸二辛酯（DEHP）产生毒性，所以改用玻璃或聚乙烯输液装置是预防过敏反应发生的另一措施。

静注 CrEL 产生周围神经毒性、异常脂蛋白血症。治疗量的紫杉醇中的CrEL 产生鼠运动神经元轴突肿胀、囊泡变性、髓鞘脱落。CrEL 诱导的神经毒性机制不明，但近年的研究表明，不饱和脂肪酸可产生神经毒性，蓖麻油的乙氧基化衍生物中的乙烯氧化物可能是产生神经毒性的物质，神经毒性也具有剂量依赖性。

CrEL 还影响其他药物的分布。CrEL 通过形成胶团将紫杉醇包裹在高疏水的胶团内部增大其溶解性，当共用其他治疗窗窄的亲脂性药物，如多柔比星与紫杉醇竞争胶团内部的结合部位，降低血中游离多柔比星浓度，使其清除率降低、毒性增加，所以多柔比星先于紫杉醇给药，可防止上述反应发生、降低毒性，产生相似现象的除多柔比星外，还有依托泊苷、表柔比星等。

含有 CrEL 的注射剂，应采用玻璃瓶或聚乙烯输液装置。

6. 聚山梨酯　聚山梨酯为非离子表面活性剂，常用于制剂增溶或乳化等。其对心血管系统有明显的影响，使心率减慢、血压下降；作用于平滑肌，使血管扩张。

不同浓度的聚山梨酯对红细胞膜稳定性有一定影响，浓度达 0.012% 时，红细胞几乎全部破裂，故有学者主张，凡用聚山梨酯增溶的制剂均需进行溶血试验。国内还有聚山梨酯诱导过敏反应，促进癌细胞生长和扩散的报道。

聚山梨酯是复合维生素注射液、麻醉药依托咪酯、抗肿瘤药依托泊苷、多西他赛及许多中药注射剂的溶剂，用药时可能发生过敏反应，表现为低血压、支气管痉挛、面部潮红、皮疹、呼吸困难、心动过速、发热、寒战等。

7. 维生素 C　维生素 C 是常用的药用辅料，在药剂中主要用作抗氧化剂，通常使用浓度为 0.01% ~ 0.1%；其还可作为助溶剂，提高药物的溶解度。维生素 C 与抗菌药物联用，会对抗菌药物起破坏作用；除抗菌药物外，还有一些药物不能与维生素 C 一起注射，如维生素 K 注射液；维生素 C 注射液还会使复方丹参注射液颜色变深、浑浊、降效；维生素 C 作抗氧化剂时，被氧化后的毒性杂质亦可影响药物的质量和安全性；异烟肼、氨茶碱、磺胺类药物与维生素 C 合用会使药效降低。

8. β-环糊精　β-环糊精有溶血性和肾毒性。有报道称其可导致肾小管远端空泡样病变，严重者可致肾小管细胞坏死。含环糊精药物用于肾功能不全患者时，易致环糊精蓄积，进一步加重肾脏损害，加剧肾脏毒性。体外实验证实 β-环糊精衍生物可形成的胆固醇包合物，与其细胞毒性、溶血作用有关。动物实验持续2年给药可致部分大鼠患胰腺癌，因此 β-环糊精的细胞毒性可以利用包合胆固醇性质预测。

9.甘露醇　文献报道甘露醇可造成机体不良反应，如水和电解质紊乱、心力衰竭、低钠血症、高钾血症。中枢神经系统症状，如寒战发热、排尿困难、过敏性皮炎、荨麻疹、呼吸困难及过敏性休克等，输液时外渗还可导致水肿及皮肤坏死。国外文献报道，甘露醇用于治疗脑水肿导致严重不良反应，如血清磷浓度及血清钙浓度均下降及血清渗透压升高。

二、口服制剂的辅料

Pillbox数据库的信息显示，42052种口服固体剂型共包含了354597种非活性成分，其中596种口服固体剂型含有 20 种或更多不同的非活性成分，平均每片药片或每粒胶囊含有8.8种非活性成分；美国最常用的18种口服制剂中，每个药物活性成分（API）平均有82.5种替代配方可供选择，强调了相同药物可用辅料的多样性。如43个不同厂家生产了140种辅料不同的左旋甲状腺素制剂，用以治疗甲状腺功能减退症。下面总结常见口服制剂的药用辅料及其不良反应。

1.着色剂　为改善药品外观、方便辨识，常添加食用色素。常用的合成着色剂有柠檬黄、赤藓红、胭脂红、新红、靛蓝、苋菜红、日落黄、亮蓝、二氧化钛（白色素）等。柠檬黄为合成色素。有部分哮喘患者对阿司匹林敏感，服用含柠檬黄药品会发生荨麻疹、急性支气管痉挛。偶氮类色素中日落黄、赤藓红、靛蓝胭脂红等可致过敏反应或哮喘，荨麻疹和鼻炎患者有相似反应发生。有报道喹啉黄、中性红、靛蓝胭脂红等致接触性皮炎病例。日落黄可引起恶心、腹痛等胃肠道反应。赤藓红可引起光敏反应、局部红肿、皮肤脱落等皮肤不良反应。研究显示，人工色素，如：酒石黄、卡莫红、日落黄等可加重已确诊为多动症儿童的症状。一项更大群体儿童的荟萃分析显示，着色剂与多动行为的增加有关。

2.阿斯巴甜　阿斯巴甜是一种比蔗糖甜180~200倍的甜味剂，在胃肠道中水解为甲醇、苯丙氨酸等。苯丙酮尿症患者不宜使用含有阿斯巴甜的药物制剂。阿斯巴甜还可引起头痛、抽搐、情绪改变，幻觉、躁狂综合征等。

3.乳糖 乳糖用作片剂、胶囊剂、散剂的稀释剂、甜味剂，也用作干粉吸入型气雾剂的稀释剂。对乳糖不耐受者，服用含乳糖辅料的制剂可产生腹胀、腹痛、腹泻等不良反应。亚洲人普遍缺乏乳糖酶，表现为乳糖吸收不良，产生渗透性腹泻、腹痛，肠中的细菌将未消化吸收的乳糖发酵分解，导致腹胀。儿童可能伴随严重、长期的腹泻、脱水、代谢性酸中毒。

乳糖不耐受者对乳糖的敏感度不同，有人服630mg产生腹胀和腹泻，有人服3g才发病。乳糖作为干粉吸入型气雾剂（DIP）的稀释剂，含量少（每个胶囊约50mg），可以被肺快速吸收、随尿液排泄，即使对不耐受者也很安全，口服片乳糖含量高（每片约500mg），对于不耐受者可能会有一定的危险。

乳糖有引发龋齿、牙龈炎的危险。咀嚼片、含片中的乳糖被口腔中的细菌发酵，使牙表面的pH降低，引起牙龈炎、龋齿，有报道含乳糖的硝酸甘油片可明显降低牙釉质的pH。

4.糖精钠 糖精钠是石油化工产品的合成甜味剂，应用较广泛。短期内食用大量糖精会对血液系统造成损害，如致血小板减少而出现大出血、多器官损害等。如与磺胺类药物同服会出现皮肤瘙痒、荨麻疹等过敏反应。也会导致尿液生理性质的改变，因糖精钠中的阴离子可作为钠离子的载体，久服并量大易发生膀胱癌。

5.硬脂酸镁、硬脂酸钙 硬脂酸镁、硬脂酸钙在药剂中常用作片剂助流剂、润滑剂、抗粘剂。与含铁盐及强酸、碱有配伍禁忌，并可使阿司匹林水解加速，因此不可用在大部分生物碱盐、维生素及阿司匹林制剂中。有文献报道在抗组胺药片剂中加入硬脂酸钙导致患者发生急性噬酸性粒细胞肺炎。

6.乙醇 含乙醇的中成药（口服类）：藿香正气水、十滴水、苏菲咳糖浆、川贝清肺糖浆、养阴清肺糖浆（含乙醇、苯甲醇）、散痰宁糖浆、夜宁糖浆、安神补脑液、八珍液、十全大补糖浆、仙璐贝滴剂、独活寄生合剂、五加茸血口服液、阳春玉液等。如需应用辅料中含有乙醇的药物，在与头孢菌素类药物或甲硝唑、替硝唑等联合应用时，要注意药源性双硫仑样反应。

7.苯甲酸钠 苯甲酸钠常用作抑菌剂，外用及口服制剂中都可使用。在肝脏中代谢然后由尿液排出，肝脏功能不好患者慎用含苯甲酸钠较多的制剂。此外，也有报道，苯甲酸钠可引起胃肠刺激及致变态反应等不良反应。

三、吸入制剂的辅料

苯扎氯铵是阳离子型表面活性剂。在部分欧洲国家，鼻喷剂中不可用苯扎氯铵。低浓度下偶有发现局部黏膜损伤、过敏反应等。在溶液型气雾剂中常作为防腐剂，使用疗程较长时苯扎氯铵易在呼吸道蓄积，导致支气管狭窄，出现瘙痒、面部潮红、咳嗽、烧灼感，症状与疾病本身类似。此不良反应具有蓄积性和剂量依赖性，且易被活性组分的作用掩盖，因此苯扎氯铵致支气管狭窄等不良反应常被忽视。苯扎氯铵是沙丁胺醇、异丙托溴铵和异丙肾上腺素雾化溶液中常用的防腐剂，已确定的不良反应有局部应用于耳部的耳毒性，皮肤刺激以及会诱发过敏性哮喘患者的支气管收缩。

四、新型制剂的辅料

新型药物制剂区别于普通药物制剂主要在于其递送药物的辅料具有长效、控释、靶向、智能、自主识别的功能性。有研究表明，在新型药物制剂中，功能性辅料的作用表现在以下几方面。①提高生物利用度：新型制剂可以增加药物的生物利用度，新辅料的发展可以提高药物的使用效率。例如通过眼用原位凝胶技术、纳米技术和渗透促进技术制备的新型眼部药物制剂，可显著延长药物在眼内有效部位的作用时间，并提高药物角膜透过效率，进而提高药物的生物利用度。②控制释药速度：缓释、控释功能性辅料的添加，可以调整药物在患者体内的药动学特征，实现药物的可控释放。例如含水不溶性薄膜材料或骨架型材料包衣的制剂，在包衣膜中加入致孔剂，可控制药物的释放速度。同时，缓控释药物还可以降低患者的服药次数，对于慢性病患者来说，可以减少长期服药的困扰，改善患者用药依从性。③靶向性：具有靶向性的递送材料作为功能性辅料，通过局部给药或全身血液循环可以使药物选择性地富集定位于靶组织、靶器官、靶细胞或细胞内结构。利用人体内环境（如 pH 梯度、肿瘤微环境的差异），或采用一些物理手段（如磁场），可以将药物定向传送到病变器官、组织或细胞，同时增加药物滞留时间，以更好发挥药效。④减少不良反应：功能性辅料的添加可以显著减少药物引起的不良反应，由于功能性辅料更高的载药量，所以需要更少的辅料用量、导致更低的游离药物浓度；通过对功能性辅料进行修饰可与靶点特异性识别，减少药物与正常组织的接触。因此，功能性辅料可显著降低药物毒性、减少不良反应。

纳米载体是近年来研究较多的一种新型辅料，如脂质体、胶束、脂质纳米粒等，具有缓控释、靶向、定位释药及促进难溶性药物的口服吸收等优势。纳米材料本身不存在明显毒性，在体内粒径大小可影响其生物安全性，如粒径减小至一定范围，无毒材料会出现毒性，毒性较小的材料毒性增强。研究发现其毒性与剂量具有相关性，大剂量时，纳米材料可以穿过血-脑屏障、胎盘屏障等难透过的屏障，分布较多的器官产生特殊的毒性，如肝、肾和骨髓等。研究显示通过细胞与动物实验，比较聚乙二醇 1000 维生素 E 琥珀酸酯（TPGS1000）与几种高分子材料的体内外毒性，TPGS 对正常细胞、肿瘤细胞以及动物表现出明显的毒性作用，作为纳米载药系统辅料时应着重考虑其用量。相较其他材料，初步研究显示纳米材料具有较高安全性。

第三节　药用辅料对特殊人群的影响

一、对儿童（新生儿）的影响

辅料是制造药品的必要组分，用以确保最终制剂的溶解性、生物利用度和稳定性。目前，国际上辅料的安全性数据绝大多数基于成人剂量，有关儿童用药辅料安全性的信息不足。儿童专用药品少，儿童专用药品是指根据儿童特殊生理特点、疾病种类、用药剂量及口感等需求设计，方便儿童用药，提高儿童对药品的依从性及儿童用药安全的一类药品。儿科临床使用的药品绝大多数是以成人药品替代，其中所含辅料并未按照儿童药动学和儿童药效学进行研究，这些辅料对儿童的影响并不是十分清楚。

儿童不是成人的缩小版，儿童本身处在生长发育阶段，与成人相比，器官和代谢发育不成熟，药物在儿童体内的药动学特征与成人有所差异，且不同年龄段儿童也不相同。首先，器官的成熟度和代谢系统功能的差异导致儿童代谢能力和肾脏消除能力降低，部分辅料可以在儿童体内蓄积。其次，儿童的血-脑屏障比成人渗透性大，部分辅料更容易进入脑部，对中枢神经系统产生不良反应。另外，辅料也更容易激活儿童的免疫系统，诱发过敏或超敏反应。总之，对成人无害的辅料成分对于儿童，尤其是新生儿、婴儿有可能会造成严重的危害。为此，联合国粮食及农业组织与世界卫生组织食物添加剂联合专家委员会（JECFA）共同做出了添加剂成分每日最大摄入量的规定。然而，这些规定是否可用于儿童群体仍不确定。

辅料已经使新生儿、婴儿、儿童暴露于许多潜在的严重毒性损害之中。儿童使用辅料导致严重不良反应已有报道，例如：丙二醇通常在口服糖浆中用作溶剂，在成人是非常安全的辅料。但在新生儿中，特别是体重较轻的新生儿以及早产儿中，已经报道了许多严重脑损伤、终身残疾，甚至死亡的案例。注射用甲泼尼龙琥珀酸钠（40mg）原研制剂采用双室瓶结构，上室使用苯甲醇作为溶剂，禁止用于儿童肌内注射；而集采注射用甲泼尼龙琥珀酸钠（40mg）采用普通的西林瓶，未通过或还未参与仿制药一致性评价，采用的辅料和辉瑞制药有限公司的500mg注射用甲泼尼龙琥珀酸钠一致，不含有苯甲醇，可用于新生儿及幼儿。对于配制后的稳定性，集采注射用甲泼尼龙琥珀酸钠（40mg）药品说明书标注配制后的溶液在48小时内物理和化学性质保持稳定，而原研制剂（辉瑞制药有限公司）500mg单剂量包装的药品说明书要求配制后立即使用。部分具有代表性的对儿童有害的辅料及其相关不良反应见表4-2。

表4-2　部分具有代表性的对儿童有害的辅料及其相关不良反应

辅料名称	辅料分类	不良反应
对羟基苯甲酸酯类	抑菌剂	引起新生儿高胆红素血症及药物刺激性、过敏反应、雌激素效应等
苯甲酸钠	抑菌剂	荨麻疹及新生儿高胆红素血症的风险增加
无水磷酸氢钠	缓冲剂	胃肠道紊乱，包括腹泻、恶心和呕吐
胶体无水二氧化硅	助流剂	可能是结节病诱导抗原
聚乙二醇	塑化剂	烧伤患者的过敏反应、高渗透压、代谢性酸中毒和肾功能衰竭
十六醇十八醇	乳化剂	过敏反应、接触性皮炎
十二烷基硫酸钠	表面活性剂	对皮肤、眼睛、黏膜、上呼吸道和胃的刺激性
脱水山梨糖醇硬脂酸酯	表面活性剂	过敏反应
聚山梨酯80	表面活性剂	血小板减少综合征、肾功能不全、肝肿大、胆汁淤积、腹水、低血压、代谢性酸中毒；抑制p-糖蛋白，可能对血-脑屏障和药物-药物相互作用产生影响

为切实保障儿童的合理安全用药，该如何控制和降低辅料安全性问题给儿童用药带来的危害风险，是每一位儿科药学工作者值得深思的问题。目前国际上仍没有公认的有关儿童药物辅料的指南或目录，我们要尽可能做到在

仅有的可利用数据基础上，保障患儿用药安全。从儿童药物研发和生产角度出发：第一，在辅料使用中注意其必需性，即只添加必要的，可考虑无菌和（或）单次使用的口服剂型以避免使用防腐剂，并避免或减少抗氧化剂；第二，开展辅料安全性数据研究以及知识的及时更新和扩充等；第三，谨慎对待新型辅料。从监管角度出发，明确说明书中的辅料标识，建议强制要求儿科制剂必须标注辅料成分及含量。1997年，美国儿科学会（American Academy of Pediatrics）就建议对所有处方药和非处方药的辅料进行强制性标记，特别是儿童制剂。

作为药师，应加强针对儿科人群的药学服务，在处方审核时关注可能危害儿科人群，如新生儿、遗传代谢疾病患儿的药用辅料。尽可能监护医疗机构内患儿药用辅料摄入量，保障用药安全。

二、对老年人的影响

2020年第七次全国人口普查结果显示，65岁及以上人口为1.91亿，占全国人口的13.50%。到2050年，我国老年人口将达到4亿。老龄化形势严峻，老年人的健康与疾病问题也得到全社会重视。老年人生理功能减退、组织器官衰老，同时多病共患的现象普遍存在。

老年患者可能因使用多种药物而导致辅料摄入过量及辅料间的不良相互作用。鉴于药师自身的知识背景和职业敏感性，要非常关注对药品不良反应/不良事件（ADR/ADE）的防范，保障老年人用药安全。

三、对肝肾功能异常者的影响

部分注射剂辅料对肝、肾存在不同程度的毒性。对肾功能有影响的有环糊精、丙二醇等。β-环糊精有溶血和肾毒性，有报道称其可导致肾小管远端空泡样病变，严重者可致肾小管细胞坏死。含环糊精药物用于肾功能不全患者时，易致环糊精蓄积，进一步加重肾脏损害，加剧肾脏毒性。因此，含环糊精的药物在临床上对肾功能不全的患者要慎用，甚至是禁用。需注意的是，对于同一种药物而言，不同厂家生产的所用辅料可能有所不同，药师在审方时要关注不同厂家的说明书信息；丙二醇长期使用时，因血清肌酐浓度与丙二醇浓度相关，可由丙二醇蓄积而产生肾毒性，肾功能不全者应慎用。

对肝功能有影响的辅料有苯甲酸钠、亚硫酸盐等。苯甲酸钠常用作抑菌剂，外用及口服制剂中都可使用。在肝脏中代谢后由尿液排出，肝脏功能不好的患者慎用含苯甲酸钠较多的制剂。微量亚硫酸盐能使活化凝血酶原时间延长，尿激酶纤溶蛋白活性受到阻碍。对肝脏功能也有损伤，可使患者转氨酶升高，严重时可引起肝细胞坏死。

四、处方审核中需关注辅料的影响

临床使用药品时，要认真阅读药品说明书，除了需要注意药物本身的配伍禁忌及药物间相互作用外，还应关注药用辅料的不良反应及其与药物之间的相互作用，以确保临床安全、合理用药。

（1）丙二醇可引起接触性皮炎、乳酸酸中毒、渗透压升高、局部静脉炎、中枢神经系统抑制、溶血、心脏毒性反应/血清高渗透压、皮肤刺激、恶心、呕吐、腹痛、腹泻、急性肾功能衰竭等多种不良反应。联合国粮食及农业组织与世界卫生组织食物添加剂联合专家委员会确定25mg/kg为成人每日丙二醇最大摄入量。

（2）β-环糊精有肾毒性和溶血作用，含环糊精药物用于肾功能不全患者时，易致环糊精蓄积，进一步加重肾脏损害，加剧肾脏毒性。聚山梨酯80可引起过敏反应、低血压。静脉注射聚山梨酯80可引起血压下降，还可引起中性粒细胞减少、溶血及过敏反应等。

（3）pH调节剂磷酸氢二钠或磷酸二氢钠与葡萄糖酸钙注射液中的钙离子结合生成磷酸氢钙沉淀。

（4）除注射用水外，作为溶剂最常用的是乙醇，尤其是一些中药注射剂及西药非水溶性成分的药物制剂，选用乙醇作为溶剂可增大药物溶解度，利于药效的发挥。在使用这类注射剂时，一定要注意尽量避免与头孢类、甲硝唑、替硝唑和呋喃唑酮等抑制乙醛脱氢酶的药物联用，以免发生双硫仑样反应。据报道，盐酸溴己新注射液可与头孢米诺钠/头孢西丁钠发生双硫仑样反应。乙醇与磺胺类降糖药也可发生药物相互作用。因乙醇本身就有降糖活性，能够影响肝脏的糖异生，诱发低血糖。当乙醇与磺胺类降糖药同时使用时会加速此类药物的肝代谢，导致严重的低血糖反应。有资料显示格列本脲、氯磺丙脲等药物与乙醇合用时也可引起双硫仑样反应。乙醇在血液中易穿透红细胞膜导致红细胞变性或溶血。注射部位不当易引起神经变性损害，因此注射时需避开神经附近。

（5）使用频次较多的防腐剂和抑菌剂是苯甲醇，其可引起溶血、低血压、局部刺激和臀肌挛缩，新生儿及早产儿使用可引起致命性喘息综合征等，因此，含辅料苯甲醇的注射剂禁用于新生儿及早产儿，且不能肌内注射。摄入过量可引起恶心、呕吐、头痛、昏迷、惊厥等，对呼吸道、眼、皮肤有刺激作用。

（6）使用频次较多的抗氧剂和抗氧增效剂是依地酸二钠及焦亚硫酸钠，依地酸二钠为金属离子络合剂，含此类辅料的药物尽量避免与含金属离子的药物配伍使用，以免影响药效的发挥等。

（7）非离子型表面活性剂聚氧乙烯蓖麻油可引起外周神经病变、超敏反应、脂蛋白异常等一系列不良反应，在输液过程中产生毒性反应。

（8）甘露醇不良反应：水和电解质紊乱；快速给药易致心力衰竭；低钠血症，偶见高钾血症；中枢神经系统症状，如寒战、发热、排尿困难、过敏性皮炎、荨麻疹、呼吸困难及过敏性休克等；输液时外渗还可导致水肿及皮肤坏死。国外文献报道甘露醇用于治疗脑水肿导致严重不良反应，如血清磷浓度及血清钙浓度均下降及血清渗透压升高。另有病例给予甘露醇以降低颅内压，但患者出现血压下降的不良反应。

（9）苯甲酸钠可引起胃肠刺激及变态反应等不良反应，因此肝脏功能不良患者慎用含苯甲酸钠较多的制剂。

（10）对羟基苯甲酸酯（尼泊金）常见不良反应有过敏反应、接触性皮炎等。

（11）苯扎氯铵低浓度下偶有局部黏膜损伤、过敏反应等，导致支气管狭窄，出现瘙痒、面部潮红、咳嗽、烧灼感，此不良反应具有蓄积性和剂量依赖性，且易被活性组分的作用掩盖，因此苯扎氯铵致支气管狭窄等不良反应常被忽视。沙丁胺醇、异丙托溴铵和异丙肾上腺素雾化溶液中常用苯扎氯铵，已确定的不良反应有局部应用于耳部的耳毒性，皮肤刺激以及诱发过敏性哮喘患者的支气管收缩。

（12）大剂量丙三醇可能会对肺部产生刺激性及毒性作用。

（13）乳糖：如乳糖酶缺乏者对乳糖不耐受，制剂中含有乳糖，服用后可出现腹痛、腹胀、肠鸣、腹泻等消化系统症状。成年肠乳糖酶缺乏较为常见，调查发现大部分黑人和部分白种人，亚洲人有乳糖不耐受现象。

（14）阿斯巴甜：苯丙酮尿症患者不宜使用含有阿斯巴甜的药物制剂，另外阿斯巴甜还可引起头痛、抽搐、情绪改变，幻觉、躁狂综合征等过敏症状。

（15）糖精：短期内食用大量糖精，会对血液系统造成损害，如致血小板减少而出现大出血、多器官损害等。如与磺胺类药物同服会出现皮肤瘙痒、荨麻疹等过敏反应，久服并量大易发生膀胱癌。

（16）抗氧化剂：常用亚硫酸盐，包括亚硫酸氢钠、亚硫酸钠、亚硫酸氢钾、焦亚硫酸钠等，用于酸性药液中，防止药液氧化。摄入量达 4~6g 可造成胃肠功能障碍引起消化系统症状，导致急性腹泻、慢性中毒，还可引起血红蛋白和红细胞减少、头痛、肾脏损伤等。据报道部分哮喘患者对亚硫酸盐敏感，应用后会产生呼吸困难、喘息等类似哮喘的症状。微量亚硫酸盐能使活化凝血酶原时间延长，尿激酶纤溶蛋白活性受到影响。此外，亚硫酸盐对肝脏功能也有损伤，可使患者转氨酶升高，严重时可引起肝细胞坏死。

（17）常用的合成着色剂有柠檬黄、赤藓红、胭脂红、新红、靛蓝、苋菜红、日落黄、亮蓝、二氧化钛（白色素）等。柠檬黄为合成色素，有部分哮喘患者对阿司匹林敏感，再服用含柠檬黄药品会发生荨麻疹、急性支气管痉挛。偶氮类色素中日落黄、赤藓红、靛蓝胭脂红等可致过敏反应或哮喘。据报道，喹啉黄、中性红、靛蓝胭脂红等可致接触性皮炎。日落黄可引起恶心、腹痛等胃肠道反应。赤藓红可引起光敏反应、局部红肿、皮肤脱落等皮肤不良反应。研究显示，人工色素，如酒石黄、卡莫红、日落黄等可加重已确诊为多动症儿童的症状，着色剂与多动行为的增加有关。

（18）纳米材料本身不存在明显毒性，研究发现其毒性与剂量具有相关性，大剂量时，纳米材料可以穿过血–脑屏障、胎盘屏障等屏障，在分布较多的器官产生特殊的毒性，如肝、肾和骨髓等。聚乙二醇 1000 维生素 E 琥珀酸酯（TPGS1000）对正常细胞、肿瘤细胞表现出明显的毒性作用，因此将它作为纳米载药系统辅料时应着重考虑其用量。

（19）抗生素和维生素 C 合用会破坏抗生素药效，使 β 内酰胺类抗生素等发生反应，使抗生素减效或失效。维生素 C 与部分中药注射液有配伍禁忌，合用导致液体浑浊、变色，影响疗效，增加不良反应发生率。另外，异烟肼、氨茶碱、磺胺类药物与维生素 C 合用会使药效降低。

（20）硬脂酸镁、硬脂酸钙与含铁盐及强酸、碱有配伍禁忌，并可使阿司匹林水解加速，因此硬脂酸盐不可用在大部分生物碱盐、维生素及阿司匹林制剂中。在抗组胺药片剂中加入硬脂酸钙导致患者发生急性嗜酸性粒细胞肺炎。

　　针对我国药品说明书中辅料信息标注不规范的问题，临床药师可采取一些措施，如通过院内网发布合理用药安全提示；利用科室公众号发布药学科普知识，深入社区进行科普宣讲，定期组织药学科普活动，开设合理用药咨询室及专科临床药师咨询公众号，增设医师药师联合门诊，构建全科临床药师床旁药学照护新模式，减少用药风险、保障患者用药安全。

　　药用辅料多数情况下应用是安全的，是药剂中的惰性成分，近年来研究发现部分药用辅料会影响药物的吸收和分布而改变药物的疗效，从而产生特定的不良反应。医务人员在临床用药或处理药物不良反应事件时，应综合考虑药物活性成分与辅料，以及药物配伍时药物之间、药物与辅料之间可能的不良反应，避免给患者带来危险，保证用药安全、合理、有效。

第五章　处方审核要点及不适宜案例分析

第一节　破坏剂型结构

剂型，是根据病情与药物特点所制成的不同的药品形态。剂型影响药物作用时间、疗效等方方面面。在使用时，不宜随意破坏剂型结构，如缓控释制剂、胶囊、肠溶片等。

案例 1

【处方描述】

性别：女　　　　　　年龄：69 岁

临床诊断：高血压（Ⅱ期、Ⅲ期）

处方内容：

硝苯地平控释片（30mg/片）　　45mg　　qd　　po

【处方问题】

硝苯地平控释片不宜掰开服用，会破坏剂型的结构，降低药效。

【机制分析】

控释剂型的释药原理是先制成含药片芯，然后在片芯外面包上一定厚度的半透膜，再采用激光技术在膜上打若干小孔。患者服用后，药片与体液接触，水从半透膜进入片芯，使药物溶解，当药片内部的渗透压高于外部时，药物便从小孔中释放而发挥药效。药物被人体吸收后，该骨架不被吸收，空药片完整地经肠道排出。

【干预建议】

该处方硝苯地平控释片每次服用 1 片半，不适宜，建议调整用量或选用其他合适规格或更换剂型。

案例 2

【处方描述】

性别：男　　　　　年龄：4 岁 3 个月　　　　体重：16kg

临床诊断：扁桃体炎

处方内容：

阿奇霉素胶囊（0.25g/粒）　　0.2g　　bid　　po

【处方问题】

阿奇霉素胶囊不宜打开服用，因为会破坏剂型的作用。

【机制分析】

阿奇霉素胶囊是将阿奇霉素与适宜辅料充填于空心硬胶囊中制成的固体制剂。胶囊剂的胶囊壳对药物有遮味、保护等作用，若为了儿童用药方便，把胶囊剂掰开服用，不仅破坏了胶囊壳的保护作用，同时释放了药物不良味道、增加药物的刺激性和不良反应。可造成儿童恶心、呕吐等不良反应，而且还增加了药物污染的风险，故胶囊剂不建议破坏胶囊壳服用。

【干预建议】

建议医师更改医嘱，改成阿奇霉素颗粒。

案例 ❸

【处方描述】

性别：女　　　　　　年龄：61 岁

临床诊断：（慢性病）高血压（Ⅱ期、Ⅲ期）

处方内容：

酒石酸美托洛尔片（50mg/片）　　50mg　　bid　　po

阿司匹林肠溶片（100mg/片）　　0.15g　　bid　　po

【处方问题】

阿司匹林肠溶片不宜掰开服用，因为会破坏剂型的结构。

【机制分析】

肠溶片剂是一种在胃液中不崩解，而在肠液中能够崩解、吸收的一种片剂。因为阿司匹林在胃液酸性条件下不稳定，易分解失效对胃黏膜有刺激性，故将其包上一层只能在碱性肠液中溶解的肠溶衣。且阿司匹林会对胃黏膜造成损害，其损害机制分为局部作用和系统作用两种情况。局部作用损害是口服阿司匹林后，药物直接接触胃黏膜，它不仅可使黏膜上皮细胞层完整性丧失，还能分解黏液层，因此破坏了胃黏膜屏障。一方面为胃酸、胃蛋白酶对胃本身的"消化"打开了通道，另一方面促进H⁺逆扩散，使胃黏膜出现瘀斑、浅表糜烂。这些病灶可发生隐性出血，但不会出现显性大出血。系统作用是阿司匹林进入体循环后，由于其对环氧化酶（COX），特别是环氧化酶-1（COX-1）的抑制，减少了对胃黏膜有保护作用的前列腺素的合成，导致黏膜保护因素损失；同时阿司匹林还能增加脂氧化酶活性，增加具有血管收缩作用的白三烯，其对中性粒细胞的作用，均影响胃黏膜的血流。以上对胃黏膜的不良作用也使细胞修复能力受损，溃疡边缘的细胞再生受阻，延迟消化性溃疡的愈合，易发生出血、穿孔等溃疡病的并发症。

综上所述，肠溶片剂型不宜破坏。

【干预建议】

阿司匹林肠溶片应整片服用，原处方中使用剂量为0.15g，可改用100mg规格片，一日1次，共100mg。

第二节　给药途径不适宜

有临床医师忽略剂型对给药途径的影响，导致开出剂型给药途径不适宜的处方。如舌下含化药或口腔含化药用于口服，注射剂用于口服或外用，肌内注射剂用于静脉注射或静脉滴注，注射剂用于滴眼，滴眼剂用于滴耳，口服片剂用于阴道等。

案例 ④

【处方描述】

性别：女　　　　　　年龄：12岁

临床诊断：猩红热

处方内容：

注射用苄星青霉素	120万U	qw	iv
布洛芬混悬液	10ml	q6h	po

【处方问题】

注射用苄星青霉素给药途径不适宜。

【机制分析】

猩红热是 A 组链球菌感染所致。链球菌多由呼吸道侵入人体，首先引起咽颊炎和扁桃体炎，在其产生的蛋白酶的作用下，使炎症扩散并引起组织坏死。同时由于细菌产生的致热外毒素（红疹毒素）的作用，可引起全身毒血症表现。青霉素或苄星青霉素是治疗猩红热和链球菌感染的常选药物，早期应用可缩短病程、减少并发症，病情严重者可增加剂量。苄星青霉素使用方法推荐肌内注射而不是静脉注射，且应在使用前做青霉素皮试。

【干预建议】

更改注射用苄星青霉素的用法为肌内注射。

案例 ⑤

【处方描述】

性别：女　　　　　　　年龄：72 岁

临床诊断：胰腺癌，高血压病

处方内容：

贝那普利片　　　10mg　　　qd　　　舌下含服

【处方问题】

贝那普利片给药途径不适宜。

【机制分析】

贝那普利片是一种前体药，在肝内水解为活性物质苯那普利拉，成为一种竞争性的血管紧张素转换酶抑制剂，阻止血管紧张素Ⅰ转换为血管紧张素Ⅱ，使血管阻力降低，醛固酮分泌减少，血浆肾素活性增高。苯那普利拉还抑制缓激肽的降解，使血管阻力降低，产生降压作用。舌下含服贝那普利片，未经胃肠道吸收，未经门静脉系统进入肝脏，不能转换为活性物质发挥降压作用。本处方属给药途径不适宜。

【干预建议】

建议更改用法为口服，或选用专供舌下含服的降压药。

案例 ❻

【处方描述】

性别：女　　　　　　　年龄：64 岁

临床诊断：2 型糖尿病，冠状动脉粥样硬化性心脏病

处方内容：

硝酸甘油片　　　15mg　　　bid　　　po

【处方问题】

硝酸甘油片给药途径不适宜。

【机制分析】

硝酸甘油用于预防和治疗心绞痛。硝酸甘油片在心绞痛发作时，应舌下含化 1 片，每 5 分钟可重复 1 次，直至症状缓解。如果 15 分钟内给药 3 片胸痛仍不缓解或者疼痛较之前加剧，应立即采取其他医疗措施。硝酸甘油片口服因肝脏首过效应，生物利用度仅为 8%，舌下含服立即吸收，生物利用度为80%。本处方硝酸甘油片属给药途径不适宜。

【干预建议】

建议更改用法为舌下含服。

案例 ❼

【处方描述】

性别：女　　　　　　　年龄：81 岁

临床诊断：开药

处方内容：

厄贝沙坦氢氯噻嗪片	150mg	qd	po
阿司匹林肠溶片	100mg	qd	po
速效救心丸	240mg	tid	po
艾司奥美拉唑镁肠溶片	20mg	qd	po

【处方问题】

速效救心丸给药途径不适宜，临床诊断不明确。

【机制分析】

速效救心丸为舌下含化药，舌下含化药是根据药物的脂溶性特点，舌下给药吸收完全而迅速，血药浓度高，发挥疗效快。改为口服给药吸收缓慢，易在肝内灭活，血药浓度低，疗效仅为舌下含服的1/10，且不能发挥急救的作用。

【干预建议】

速效救心丸给药途径改为舌下含服，且开处方前应完善临床诊断。

案例 ❽

【处方描述】

性别：女　　　　　　年龄：21 岁

临床诊断：会阴伤口愈合不全

处方内容：

| 50%葡萄糖注射液 | 5ml | bid | 外用 |
| 胰岛素注射液 | 1ml | bid | 外用 |

【处方问题】

胰岛素给药途径不适宜。

【机制分析】

胰岛素是由胰脏内的胰岛B细胞受内源性或外源性物质如葡萄糖、乳糖、核糖、精氨酸、胰高血糖素等的刺激而分泌的一种蛋白质激素。胰岛素是机体内唯一降低血糖的激素，同时促进糖原、脂肪、蛋白质合成。外源性胰岛素主要用于糖尿病治疗，因胰岛素是蛋白质，口服后胃酸会破坏蛋白质结构，使蛋白质变性。用法是皮下或静脉注射。胰岛素可以促进炎性细胞的蛋白质合成，其机制与胰岛素通过磷脂酰肌醇3激酶/蛋白激酶B（P13K/Akt）途径抑制糖原合成酶激酶3，进而促进真核细胞翻译起始因子2B（eIF2B）去磷酸化而激活相关。本品说明书未提及外用的用法。本处方属用药给药途径不适宜。

【干预建议】

此外用用法未载入说明书，不建议胰岛素注射液外用，应使用促伤口愈合的外用制剂。

案例 ⑨

【处方描述】

性别：女　　　　　　　年龄：25岁

临床诊断：毒性弥漫性甲状腺肿

处方内容：

氯化钾注射液　　　10ml　　tid　　po

【处方问题】

氯化钾注射液给药途径不适宜。

【机制分析】

注射剂指药物制成的供注入体内的无菌溶液（包括乳浊液和混悬液）以及供临用前配成溶液或混悬液的无菌粉末或浓溶液。注射剂作用迅速可靠，不受pH、酶、食物等影响，无首过效应，可发挥全身或局部定位作用，适用于不宜口服药物和不能口服的患者，但注射剂研制和生产过程复杂，安全性及机体适应性差，成本较高。注射液在胃肠道不稳定、对胃肠道刺激大或吸收不完全。本处方属用药给药途径不适宜。

【干预建议】

患者补钾应选用氯化钾片等口服制剂，不宜选择注射剂。

案例 ⑩

【处方描述】

性别：男　　　　　　年龄：60岁

临床诊断：上呼吸道感染

处方内容：

0.9%氯化钠注射液	5ml	qd	雾化吸入
地塞米松注射液	5mg	qd	雾化吸入
注射用糜蛋白酶	4000U	qd	雾化吸入
庆大霉素注射液	8万U	qd	雾化吸入

【处方问题】

注射液用于雾化，给药途径不适宜。

【机制分析】

地塞米松注射液，注射用糜蛋白酶，庆大霉素注射液三种药物均无雾化剂型且不适合雾化。地塞米松与气道黏膜组织结合较少，肺内沉积率低，与糖皮质激素受体的亲和力低，在气道内滞留时间短，较难通过雾化吸入发挥局部抗炎作用。庆大霉素气道药物浓度过低，达不到抗感染的目的，同时可刺激气道上皮，加重上皮炎症反应。糜蛋白酶对视网膜毒性较强，雾化时若接触眼睛容易造成损伤；该药对肺组织有损伤，吸入气道内可致炎症加重并诱发哮喘。有人认为注射用糜蛋白酶可以做雾化吸入治疗，且某药厂生产的注射用糜蛋白酶说明书里写明可以用于雾化吸入治疗，只是同时指出：由于超声雾化后糜蛋白酶效价下降明显，超声雾化吸入时间宜控制在5分钟内。除了该厂家的药品说明书写明可以用于雾化，国内其他厂家的药品说明书没有提及本品可用于雾化。另外，《雾化吸入疗法合理用药专家共识（2019年）》中明确指出不推荐传统"呼三联"方案（地塞米松、庆大霉素、糜蛋白酶）。"呼三联"药物无相应雾化吸入制剂，无充分安全性证据，且剂量、疗程及疗效均无统一规范。

【干预建议】

建议使用雾化剂型进行雾化。

案例 ⑪

【处方描述】

性别：女　　　　　年龄：12个月

临床诊断：上呼吸道感染

处方内容：

0.9%氯化钠注射液3ml + 注射用重组人干扰素α1b 10μg + 吸入用硫酸沙丁胺醇溶液2ml　　qd　　空气压缩吸入

【处方问题】

注射用重组人干扰素α1b给药途径不适宜。

【机制分析】

重组人干扰素 α1b 注射剂具有广谱抗病毒、抗肿瘤及免疫调节功能，其说明书中用法为皮下注射或肌内注射。雾化吸入的药物对 pH 及组织渗透性等理化性质上的要求与注射剂不同，在没有吸收促进剂情况下从肺部吸收很少。干扰素属于蛋白质类药物，稳定性差，超声雾化可能导致其加热变性。同时有部分厂家此药注射剂辅料中含有间甲苯酚类防腐剂，吸入后可能诱发哮喘。并且达不到雾化颗粒的要求，容易沉积于肺部而增加肺部感染的发生率。根据患者症状替换其他吸入雾化用药及抗感染用药。

【干预建议】

更改可用于雾化的剂型。

案例 ⑫

【处方描述】

性别：女　　　　　　年龄：27 岁

临床诊断：手术后伤口愈合不良

处方内容：

乳酸依沙吖啶注射液　　　50mg　　　qd　　　外用（伤口换药用）

【处方问题】

乳酸依沙吖啶注射液给药途径不适宜。

【机制分析】

注射剂系指药物制成的供注入体内的无菌溶液（包括乳浊液和混悬液）以及供临用前配成溶液或混悬液的无菌粉末或浓溶液。注射剂作用迅速可靠，不受 pH、酶、食物等影响，无首过效应，可发挥全身或局部定位作用，适用于不宜口服药物和不能口服的患者。注射剂和外用制剂药物的吸收途径不同，将注射剂外用往往徒劳；其次注射剂和外用制剂所用辅料不同，注射液外用，无法达到外用杀菌消毒的效果；最后将注射剂外用是很不经济的，因为注射剂的价格明显高于同种药物的片剂和外用制剂。

【干预建议】

建议医师更改医嘱，使用外用剂型乳酸依沙吖啶溶液。

案例 ⑬

【处方描述】

性别：女　　　　　　　年龄：58 岁

临床诊断：外耳道炎（左）

处方内容：

克拉霉素片	0.25g	bid	po
左氧氟沙星滴眼液	适量	tid	左耳耳浴
地塞米松磷酸钠注射液	2mg	tid	左耳耳浴

【处方问题】

左氧氟沙星滴眼液及地塞米松磷酸钠注射液给药途径不适宜。

【机制分析】

滴耳剂系指供滴入耳腔内的外用液体制剂，以水、乙醇、甘油、丙二醇或聚乙二醇为溶剂，为保证渗透性强和刺激性小，一般选用混合溶剂。滴眼液和注射液以水为溶剂，用于滴耳刺激性大，并且外耳道发炎，pH亦会改变，从药剂学考虑使用滴眼液和注射液滴耳不合理。对于左氧氟沙星滴眼液与左氧氟沙星滴耳液而言，虽然规格相同，都是5ml∶15mg；且pH范围相同，都是6~7；但是，氧氟沙星滴眼液不宜用于滴耳。第一：抗菌作用会减弱。左氧氟沙星滴眼液中含有0.5%的三氯叔丁醇。虽然三氯叔丁醇不仅具有杀灭细菌和真菌的活性，而且有局部麻醉（止痛）作用。左氧氟沙星滴耳液中的乙醇，不仅有杀菌作用，而且可增加药物的渗透性，并随着乙醇的挥发，使患耳干燥，促进炎症消退（但可引起疼痛）。第二：不良反应增加。三氯叔丁醇可剂量依赖性地抑制钙内流，舒张血管平滑肌；未见三氯叔丁醇用作滴耳液防腐剂的报道；三氯叔丁醇急性中毒可引起中枢系统抑制症状，表现为意识丧失、呼吸抑制等。第三：未知用药风险。任何一种药物上市前，都需要进行动物急性毒性试验以及临床有效性、安全性临床试验。某些厂家生产的左氧氟沙星滴眼液可能不含有三氯叔丁醇，但含有其他防腐剂。因此，氧氟沙星滴眼液用于外耳、中耳炎，属于超说明书用药，不宜用于治疗急性外耳、中耳炎。

【干预建议】

建议选择滴耳剂型，如左氧氟沙星滴耳液。

案例 ⑭

【处方描述】

性别：女　　　　　　　　年龄：12岁

临床诊断：双眼屈光不正

处方内容：

| 阿托品注射液 | 0.5mg | qn | 滴双眼 |
| 玻璃酸钠滴眼液 | 2滴 | qid | 滴双眼 |

【处方问题】

阿托品注射液用于滴眼给药途径不适宜。

【机制分析】

滴眼剂系指由药物与适宜辅料制成的无菌水性或油性澄明溶液、混悬液或乳状液，供滴眼用，通常对眼部起杀菌、消炎、扩瞳、缩瞳、麻醉等作用。阿托品可阻断M胆碱受体，使瞳孔括约肌和睫状肌松弛，导致去甲肾上腺素能神经支配的瞳孔扩大肌的功能占优势，从而使瞳孔散大。瞳孔散大把虹膜推向虹膜角膜角，妨碍房水通过小梁网排入巩膜静脉窦，引起眼压升高。使睫状肌松弛，拉紧悬韧带使晶状体变扁平，减低其屈光度，引起调节麻痹，处于看远物清楚、看近物模糊的状态。可用于散瞳，也可用于虹膜睫状体炎。滴眼液的pH、渗透压等与注射液不同，注射液滴入眼内，可能会引起眼睛不适或其他不良后果。

【干预建议】

建议医师选择外用眼用剂型，如阿托品眼膏或滴眼液。

案例 ⑮

【处方描述】

性别：男　　　　　　　　年龄：29岁

临床诊断：结肠癌，不完全性肠梗阻

处方内容：

盐酸羟考酮缓释片（奥施康定）	40mg	q12h	纳肛

【处方问题】

盐酸羟考酮缓释片纳肛给药不适宜，属遴选药品不适宜。

【机制分析】

盐酸羟考酮是一种阿片类镇痛药，盐酸羟考酮缓释片具有降低肠蠕动的作用，患者有不完全肠梗阻，不适宜使用盐酸羟考酮缓释片。盐酸羟考酮缓释片为口服片剂，直肠给药可能会导致药量吸收增加，增加不良反应的发生率。本处方属给药途径与遴选药品不适宜。

【干预建议】

不能口服的患者可选用芬太尼透皮贴外用剂型止痛。

案例 ⓖ

【处方描述】

性别：男　　　　　　　年龄：16 岁

临床诊断：痤疮

处方内容：

盐酸克林霉素棕榈酸酯分散片	150mg	qd	研末外用

【处方问题】

盐酸克林霉素棕榈酸酯分散片外用给药无抗菌活性。

【机制分析】

盐酸克林霉素棕榈酸酯系克林霉素的衍生物，体外无抗菌活性，在体内经酯酶水解形成克林霉素而发挥抗菌活性。其作用机制为抑制细菌蛋白质的合成，主要作用于革兰阳性球菌和厌氧菌感染。该处方用盐酸克林霉素棕榈酸酯分散片外用，无体内生物转化过程，没有抗菌活性。本处方属给药途径不适宜。

【干预建议】

建议使用外用抗菌药物剂型。

案例 ❶❼

【处方描述】

性别：女　　　　　　　年龄：3 岁

临床诊断：变应性鼻炎

处方内容：

红霉素软膏　　　适量　　bid　　外用

【处方问题】

红霉素软膏给药途径不适宜。

【机制分析】

红霉素为大环内酯类抗生素，对大多数革兰阳性菌、部分革兰阴性菌及一些非典型性致病菌如衣原体、支原体均有抗菌活性。用于脓疱疮等化脓性皮肤病、小面积烧伤、溃疡面的感染和寻常痤疮。红霉素软膏说明书的注意事项上明确注明了避免接触眼睛和其他黏膜（如口鼻等）。该患者诊断为变应性鼻炎，使用红霉素软膏涂于鼻腔内不适合。

【干预建议】

建议医师修改医嘱，可开具鼻喷雾剂外用。

案例 ❶❽

【处方描述】

性别：女　　　　　　　年龄：25 岁

临床诊断：癫痫发作

处方内容：

地西泮注射液　　　　10mg　　qd　　im

【处方问题】

地西泮注射液给药途径不适宜。

【机制分析】

地西泮是长效苯二氮䓬类药物，具有镇静、催眠、抗癫痫、抗惊厥、抗焦虑等作用。地西泮注射液中含辅料丙二醇、乙醇、苯甲酸钠、苯甲醇以及少量注射用水。地西泮注射液宜缓慢静脉注射，成人不超过5mg/min，儿童2mg/min，因注射速度过快可导致呼吸暂停、低血压、心动过缓或心跳停止、静脉炎。地西泮注射液脂溶性高，肌内注射吸收慢而不规则，亦不完全，容易起硬结，故不适宜肌内注射。地西泮注射液含苯甲醇，它能使臀部肌肉萎缩，禁止用于儿童肌内注射。本处方属给药途径不适宜。

【干预建议】

更改地西泮注射液给药途径，静脉注射或使用原液微泵给药，不要稀释。

案例 ⑲

【处方描述】

性别：女　　　　　年龄：1岁4个月

临床诊断：预防措施

处方内容：

10%水合氯醛溶液　　　10ml　　　qd　　　纳肛

【处方问题】

水合氯醛溶液给药途径不适宜。

【机制分析】

本处方临床诊断为预防措施，而水合氯醛溶液作用是镇静催眠，与临床诊断不相符。水合氯醛溶液口服用于小儿检查前催眠，可镇静和解除焦虑，使小儿在检查过程中安全和平稳。本处方的给药途径是纳肛，口服制剂用于纳肛，用法不适宜。本处方属给药途径不适宜。

【干预建议】

本处方水合氯醛溶液用量过大，药师建议医师更改医嘱用量，如果已备注用量的，一定要做好发药交待，切勿全量口服。建议医师更改医嘱用量和给药途径。

案例 ⑳

【处方描述】

性别：女　　　　　年龄：64岁

临床诊断：高血压，糖尿病

处方内容：

| 重组甘精胰岛素注射液 | 3ml | 0.1ml | qd | iv gtt |

【处方问题】

甘精胰岛素注射液静脉滴注给药途径不适宜。

【机制分析】

甘精胰岛素主要作用是调节糖代谢，通过促进骨骼肌和脂肪等周围组织摄取葡萄糖、抑制肝葡萄糖的产生而降低血糖。说明书明确规定皮下注射，作用长效、平稳、无峰值。甘精胰岛素的长效作用与其在皮下组织内注射有关，如果将皮下注射的药物剂量注入静脉内，可能发生严重低血糖。本处方属给药途径不适宜。

【干预建议】

更改甘精胰岛素注射液给药途径为皮下注射。

案例 ㉑

【处方描述】

性别：男　　　　　　　　年龄：9小时

临床诊断：早产儿

处方内容：

| 凝血酶冻干粉 | 500U | 100U | qd | iv |

【处方问题】

凝血酶冻干粉给药途径不适宜。

【机制分析】

凝血酶冻干粉可促使纤维蛋白原转化为纤维蛋白，应用于创口，使血液凝固而止血。严禁注射！如误入血管可导致血栓形成、局部坏死危及生命。必须直接与创面接触，才能起止血作用。

【干预建议】

将凝血酶冻干粉的用法改为外用。

案例 22

【处方描述】

性别：男　　　　　年龄：69 岁

临床诊断：慢性肾衰竭

处方内容：

呋塞米注射液　　　2ml∶20mg　　　100mg　　qd　　im

【处方问题】

呋塞米注射液给药途径不适宜。

【机制分析】

呋塞米注射液利尿作用强而短，为强效利尿药，用于治疗心、肝、肾等疾病引起的水肿，特别是对其他利尿药无效的病例；可用于治疗急性肺水肿、脑水肿、急性肾功能衰竭和高血压等疾病；配合补液该品可促进毒物排泄。呋塞米注射液为钠盐注射液，碱性较高（pH 约为 9），说明书中不主张呋塞米注射液用于肌内注射，建议静脉注射或静脉滴注。

【干预建议】

将呋塞米注射液肌内注射改为静脉注射或静脉滴注给药。

案例 23

【处方描述】

性别：女　　　　　年龄：28 岁

临床诊断：外阴水肿

处方内容：

50% 硫酸镁溶液　　　10ml　　tid　　po

【处方问题】

硫酸镁溶液给药途径不适宜。

【机制分析】

口服硫酸镁有良好的导泻功能，口服硫酸镁溶液在肠道吸收很少，因此硫酸镁又叫泻盐。口服硫酸镁水溶液到达肠腔后，具有一定渗透压，使肠内水分不被肠壁吸收，用于导泻。硫酸镁外敷有局部消肿作用，处方诊断为外阴水肿，用法应更改为外用。

【干预建议】

外敷硫酸镁具有高渗、消肿、止痛的药理作用，处方中诊断为外阴水肿，用法应是外敷。

案例 ㉔

【处方描述】

性别：男　　　　　　　　年龄：3岁4个月

临床诊断：贫血

处方内容：

| 维生素C泡腾片 | 1片 | qd | po |
| 多维铁口服溶液 | 5ml | bid | po（饭后半小时） |

【处方问题】

维生素C泡腾片给药途径不适宜。

【机制分析】

泡腾片是利用有机酸和碱式碳酸（氢）盐反应作泡腾崩解剂，置入水中，即刻发生泡腾反应，生成并释放大量二氧化碳气体的一种剂型。如果直接吞服，药片进入喉咙会吸收周围水分并产生大量二氧化碳，有导致儿童窒息的风险。

【干预建议】

修改用法，严禁吞服。药师详细给患儿家长介绍用药方法和注意事项。儿童需要在家长看护下用药，用维C泡腾片后应用清水漱口，以减少酸性物质对牙齿的刺激，避免牙齿受损。

案例 ㉕

【处方描述】

性别：女　　　　　　　　年龄：67岁

临床诊断：膝关节退行性病变

处方内容：

玻璃酸钠注射液	25mg	临时1次	其他
泼尼松龙注射液	125mg	qd	皮内
利多卡因注射液	0.4g	临时1次	其他

【处方问题】

玻璃酸钠注射液和利多卡因注射液用法不明确，泼尼松龙注射液用法错误。

【机制分析】

玻璃酸钠注射液用于膝关节退行性病变时应关节腔内注射；利多卡因注射液单次用量超说明书规定的成人常用量，容易造成不良反应；泼尼松龙注射液说明书规定用法是肌内注射或关节腔注射，且药物皮内注射时药液总量每次不能大于0.2ml，泼尼松龙注射液不宜采用皮内注射。本处方属用法不适宜。

【干预建议】

明确玻璃酸钠注射液和利多卡因注射液用法与用量，更改泼尼松龙注射液用法。

第三节　忽略剂型药动学特征

药品的用法应注意血浆半衰期的影响。血浆半衰期长的药品一般每日1~2次，血浆半衰期短的药品一般每日3~4次。根据病情和药物作用机制的特点，药品使用时应选择适宜的给药频次及时间。

案例 26

【处方描述】

性别：男　　　　　　年龄：46岁

临床诊断：2型糖尿病性周围神经病，糖尿病伴并发症

处方内容：

盐酸二甲双胍缓释胶囊	0.5g	tid	po
伏格列波糖分散片	0.2mg	tid	po（餐中服）
格列本脲片	5mg	bid	po（晚餐前30分钟服）

【处方问题】

盐酸二甲双胍缓释胶囊给药频次不合适；伏格列波糖分散片用法不合适。

【机制分析】

二甲双胍降糖作用是促进组织无氧糖酵解，使肌肉等组织利用葡萄糖的作用加强，同时抑制肝糖原的异生，减少肝糖的产生，使血糖降低。二甲双胍缓释胶囊说明书明确一天给药1或2次，本处方中为一天给药3次，不符合药剂学要求。

分散片具有服用方便、崩解迅速、吸收快和生物利用度高等特点，伏格列波糖分散片应在餐前服用，使用时将本品加入适量水中，搅拌均匀后服用，服药后即刻进餐，药物能在体内迅速发挥降糖作用。

【干预建议】

更改盐酸二甲双胍缓释胶囊给药频次；更改伏格列波糖分散片的用法。

案例 27

【处方描述】

患者性别：男　　　　　　　年龄：27岁

临床诊断：右前臂肿痛查因，软组织感染

处方内容：

0.9%氯化钠注射液	250ml	qd	iv gtt
注射用头孢呋辛钠	1.5g	qd	iv gtt

【处方问题】

注射用头孢呋辛钠给药频次不适宜。

【机制分析】

头孢呋辛钠是时间依赖型抗菌药物，平均血清半衰期为1.5小时。半衰期短的制剂，在体内代谢清除快，作用时间短。本处方仅注射一次，疗效不佳，且没有序贯治疗，易导致耐药性的发生。

【干预建议】

更改头孢呋辛钠给药频次为每8小时给药1次。

案例 ㉘

【处方描述】

性别：女　　　　　　年龄：30岁

临床诊断：急性化脓性扁桃体炎

处方内容：

5%葡萄糖注射液　　250ml　　qd　　iv gtt

注射用青霉素钠　　640万U　　qd　　iv gtt

【处方问题】

注射用青霉素钠给药频次不适宜；注射用青霉素钠溶剂选择不适宜。

【机制分析】

（1）根据《中华人民共和国药典临床用药须知》，由于呈酸性的葡萄糖可破坏青霉素的活性，配制的溶液容易发生理化性质改变，因此青霉素禁止与葡萄糖配伍使用。

（2）青霉素是繁殖期杀菌剂，水溶液不稳定，用药宜高浓度快速输入，滴注时给药速度不超过每分钟50万U，短时间内达到较高血药浓度，同时减少药物降解。

（3）青霉素钠平均血清半衰期为0.5小时，每天1次给药达不到较好的杀菌疗效。

【干预建议】

更改注射用青霉素钠给药频次为每6～8小时给药1次；更改注射用青霉素钠的溶剂。

案例 ㉙

【处方描述】

性别：女　　　　　　年龄：74岁

临床诊断：高血压3级，痛风

处方内容：

吲达帕胺缓释片　　1.5mg　　qd　　po

贝那普利薄膜衣片　20mg　　qd　　po

别嘌醇缓释胶囊　　0.25mg　　tid　　po

【处方问题】

别嘌醇缓释胶囊给药频次不适宜。

【机制分析】

处方中别嘌醇缓释胶囊为缓释制剂，剂型特点是在体内缓慢释放，维持一天的稳态血药浓度，避免出现峰浓度和谷浓度，减少不良反应，更好地发挥药物疗效。处方中一日3次给药，超剂量会加重药物不良反应。

【干预建议】

根据说明书要求，别嘌醇缓释胶囊每次1粒，每日1次。

案例 ㉚

【处方描述】

性别：男　　　　　　　　年龄：57岁

临床诊断：怀疑急性肠胃炎，短暂性脑缺血发作

处方内容：

注射用雷贝拉唑钠　　　20mg　　qd　　iv gtt

0.9%氯化钠注射液　　　250ml　　qd　　iv gtt

【处方问题】

注射用雷贝拉唑钠滴注时长不适宜；0.9%氯化钠注射液用量不适宜。

【机制分析】

注射用雷贝拉唑钠半衰期较短，说明书示应用0.9%氯化钠注射液5ml溶解后加入0.9%氯化钠注射液100ml中静脉滴注，在15~30分钟内完成。处方中使用250ml稀释使药物浓度降低，不利于达到治疗浓度，且250ml液体量滴注完大约需要1~1.5小时，延长滴注时间会降低注射用雷贝拉唑的疗效。

【干预建议】

根据说明书要求，选用100ml的0.9%氯化钠注射液为溶剂，在15~30分钟滴注完。

案例 ③1

【处方描述】

性别：男　　　　　年龄：49岁

临床诊断：尿路感染

处方内容：

左氧氟沙星氯化钠注射液　　　0.5g　　bid　　iv gtt

【处方问题】

左氧氟沙星氯化钠注射液给药频次不适宜。

【机制分析】

左氧氟沙星为浓度依赖型抗菌药物，平均血清半衰期为7小时，常用剂量为250mg或500mg，缓慢静脉滴注，滴注时间不少于60分钟，每24小时滴注1次；或750mg，缓慢静脉滴注，时间不少于90分钟，每24小时滴注1次。

【干预建议】

更改处方中左氧氟沙星氯化钠注射液给药频次为一天1次。

第四节　药物理化性质导致配伍禁忌

药物理化配伍禁忌主要表现在静脉注射、静脉滴注及肠外营养液等溶液的配伍方面。药物理化配伍禁忌指由于液体pH、离子电荷等条件的改变而引起包括药液的浑浊、沉淀、变色和活性降低等变化。

临床常见的配伍禁忌：溶剂选择不当易引起药物不溶；析盐；酸碱度改变而引起药物破坏，沉淀或变色；药物之间氧化还原反应；钙离子的沉淀反应；中药注射液配伍问题等。

案例 ③2

【处方描述】

性别：女　　　　　年龄：47岁

临床诊断：混合型颈椎病

处方内容：

长春西汀注射液	20mg	qd	iv gtt
参麦注射液	50ml	qd	iv gtt
0.9%氯化钠注射液	500ml	qd	iv gtt

【处方问题】

参麦注射液与长春西汀注射液配伍不适宜；参麦注射液溶剂选择不正确。

【机制分析】

参麦注射液说明书明确该药可能发生严重的不良反应，包括过敏性休克，故该药严禁混合配伍，谨慎联合使用，本药应当单独使用。如果确需联用，需要注意冲管以避免管道内混合的风险。参麦注射液说明书规定溶剂是5%葡萄糖注射液，应按说明书用药。

【干预建议】

参麦注射液与长春西汀注射液分瓶滴注，序贯时冲管，参麦注射液用5%葡萄糖注射液250～500ml稀释。

案例 ㉝

【处方描述】

性别：男　　　　　　　年龄：82岁5个月

临床诊断：慢性支气管炎

处方内容：

0.9%氯化钠注射液	250ml	qd	iv gtt
注射用青霉素钠	800万U	qd	iv gtt
维生素C注射液	3g	qd	iv gtt
0.9%氯化钠注射液	1ml	qd	皮试用

【处方问题】

青霉素钠与维生素C存在配伍禁忌；青霉素钠给药频次不适宜。

【机制分析】

注射用青霉素钠能破坏细菌的细胞壁并在细菌细胞的繁殖期起杀菌作用，遇酸、碱或氧化剂等即迅速失效。注射用青霉素钠pH为5.0～7.5，青霉素静脉输液中加入维生素C注射液会产生相互作用，出现浑浊。本处方属存在配伍禁忌处方。

【干预建议】

将青霉素钠与维生素C注射液分瓶滴注。青霉素钠为时间依赖型抗生素，一天1次给药频次无法达到有效血药浓度，且易发生细菌耐药，故应更改给药频次。

案例 ㉞

【处方描述】

性别：女　　　　　　　　年龄：68岁

临床诊断：急性支气管炎

处方内容：

0.9%氯化钠注射液	500ml	qd	iv gtt
注射用阿奇霉素	0.5g	qd	iv gtt
维生素B_6注射液	0.1g	qd	iv gtt

【处方问题】

阿奇霉素与维生素B_6注射液存在配伍禁忌。

【机制分析】

注射用阿奇霉素的抗菌作用机制是与敏感细菌50S核糖体亚单位结合，影响细菌的蛋白质合成，其核酸合成不受影响。在碱性环境中稳定，其水溶液的pH为9~11。维生素B_6注射液pH为2.4~3，遇碱类易破坏，所以两药应避免合用。有部分厂家阿奇霉素产品的说明书明确规定，其他静脉内滴注物、添加剂、药物不能加入其中，也不能同时在同一条静脉通路中滴注。本处方存在配伍禁忌。

【干预建议】

将阿奇霉素与维生素B_6注射液分瓶滴注。

案例 ㉟

【处方描述】

性别：女　　　　　　　　年龄：45岁

临床诊断：头痛待查，胃溃疡

处方内容：

0.9%氯化钠注射液	250ml	qd	iv gtt
氢化泼尼松注射液	300mg	qd	iv gtt
注射用泮托拉唑钠	40mg	qd	iv gtt

【处方问题】

泮托拉唑钠与氢化泼尼松存在配伍禁忌。

【机制分析】

泮托拉唑为质子泵抑制剂，用于静脉滴注，说明书要求 15～60 分钟滴完。泮托拉唑钠溶解和稀释后必须在 4 小时内用完，禁止用其他溶剂或其他药物溶解和稀释，该处方泮托拉唑钠与氢化泼尼松注射液在同一瓶输液混合使用，存在配伍禁忌。本处方属配伍禁忌。

【干预建议】

将注射用泮托拉唑与氢化泼尼松注射液分瓶滴注。

案例 ㊱

【处方描述】

性别：男　　　　　　　　年龄：56 岁

临床诊断：鼻咽顶后壁未分化型非角化性癌

处方内容：

5%葡萄糖注射液	500ml	qd	iv gtt
注射用水溶性维生素	2支	qd	iv gtt
氯化钾注射液	10ml	qd	iv gtt

【处方问题】

注射用水溶性维生素与氯化钾注射液存在配伍禁忌。

【机制分析】

说明书明确水溶性维生素应使用不含电解质的葡萄糖注射液稀释。本处方中存在强电解质氯化钾，故不适宜。水溶性维生素中有EDTA-2Na，其作用是避免该药中有些成分被微量的"金属离子"催化氧化，加EDTA是为维持制剂整体的稳定性。加入含电解质的氯化钾注射液，容易导致注射用水溶性维生素中的成分催化氧化变色，或者产生不溶性微粒，造成不良事件。

【干预建议】

更改处方，注射用水溶性维生素与氯化钾注射液分别配制及滴注。

案例 ❸❼

【处方描述】

性别：男 年龄：10岁

临床诊断：急性扁桃体炎

处方内容：

5%葡萄糖注射液	250ml	qd	iv gtt
维生素C注射液	1g	qd	iv gtt
地塞米松磷酸钠注射液	10mg	qd	iv gtt
0.9%氯化钠注射液	250ml	qd	iv gtt
注射用无水头孢唑林钠	1g	qd	iv gtt

【处方问题】

维生素C注射液与地塞米松磷酸钠注射液存在配伍禁忌。

【机制分析】

维生素C在酸性条件中较稳定，所以不宜与碱性药物配伍。地塞米松磷酸钠注射液的pH为7.5～10.5，碱性，两药合用存在配伍禁忌。头孢唑林为时间依赖型抗菌药物，一天1次难以达到有效血药浓度，影响治疗效果，且容易产生细菌耐药。本处方存在配伍禁忌及给药频次不适宜。

【干预建议】

将维生素C注射液与地塞米松磷酸钠注射液分别配制及滴注；更改注射用无水头孢唑林的给药频次。

案例 ❸❽

【处方描述】

性别：女 年龄：63岁

临床诊断：乳腺肿瘤，脑水肿

处方内容：

| 甘露醇注射液 | 500ml | qd | iv gtt |
| 地塞米松磷酸钠注射液 | 10mg | qd | iv gtt |

【处方问题】

甘露醇与地塞米松配伍不适宜。

【机制分析】

甘露醇为高浓度、高渗透压溶液，不宜与任何药液配伍在一起输。地塞米松磷酸钠注射液为磷酸钠盐，内含亚硫酸钠，与过饱和20%甘露醇注射液混合，可使甘露醇发生盐析反应，会对患者造成一定的危险，故不推荐临床将这两种药配伍使用。本处方属配伍不适宜。

【干预建议】

将甘露醇与地塞米松注射液单独滴注。

案例 39

【处方描述】

性别：男　　　　　　年龄：60岁

临床诊断：转移性结直肠癌

处方内容：

| 0.9%氯化钠注射液 | 500ml | qd | iv gtt |
| 奥沙利铂注射液 | 200mg | qd | iv gtt |

【处方问题】

两者存在配伍禁忌。

【机制分析】

奥沙利铂与氯化钠注射液中的氯离子发生取代反应，生成二氨二氯铂及杂质，可能导致疗效降低和不良反应增加。为了避免以上现象，应该使用不含氯离子的溶剂。

【干预建议】

奥沙利铂注射液应用5%葡萄糖注射液为溶剂，通常需要250~500ml的溶液以达到0.2mg/ml以上的有效浓度，然后以持续滴注的方式给药，时间通常是2~6小时。

案例 ❹0

【处方描述】

性别：女	年龄：24岁		
临床诊断：泛发性湿疹			
处方内容：			
灭菌注射用水	20ml	qd	iv gtt
注射用硫代硫酸钠	0.64g	qd	iv gtt
维D₂果糖酸钙注射液	2ml	qd	iv gtt

【处方问题】

联合用药不适宜：维D_2果糖酸钙注射液与注射用硫代硫酸钠配伍存在不良作用。

【机制分析】

维D_2果糖酸钙注射液为维生素D_2与有机钙剂的无菌白色乳状溶液，与注射用硫代硫酸钠的水溶液混合可能产生浑浊或分层，应避免混合。维D_2果糖酸钙注射液说明书明确用法是肌内注射，不宜与其他药物配伍。

【干预建议】

维D_2果糖酸钙注射液单独肌内注射。

案例 ❹1

【处方描述】

性别：男	年龄：66岁		
临床诊断：呼吸、心脏骤停			
处方内容：			
0.9%氯化钠注射液	250ml	qd	iv gtt
盐酸胺碘酮注射液	150mg	qd	iv gtt

【处方问题】

胺碘酮注射液溶剂选择不正确。

【机制分析】

胺碘酮注射液说明书推荐葡萄糖注射液作为溶剂，未推荐氯化钠注射液作为溶剂，胺碘酮为苯环上二碘取代物，一般来说碘取代物不稳定，容易发生自发脱碘降解变质。偏酸的环境可抑制胺碘酮的降解，而0.9%氯化钠注射液是中性的，5%葡萄糖注射液则为偏酸性溶液。与氯化钠注射液配伍后，由于溶液中的氯离子将随着苯环上碘离子的离去而取代到苯环上，生成苯环上氯取代物，可能产生沉淀，静脉注射可能产生严重后果。

【干预建议】

更改胺碘酮注射液的溶剂。

案例 42

【处方描述】

性别：女　　　　　　年龄：32岁

临床诊断：上呼吸道感染

处方内容：

| 复方氯化钠注射液 | 500ml | qd | iv gtt |
| 注射用头孢曲松钠 | 3g | qd | iv gtt |

【处方问题】

复方氯化钠注射液与头孢曲松存在配伍禁忌。

【机制分析】

复方氯化钠注射液（林格液）的主要成分为氯化钠、氯化钾和氯化钙，主要用于多种原因导致的失水，包括低渗性、等渗性和高渗性失水，高渗性非酮症昏迷和低氯性代谢性碱中毒。注射用头孢曲松钠与含钙的药品同时静脉给药，可在肺或肾中形成头孢曲松-钙盐的沉淀，从而导致致死性的不良事件。静脉给药时，应避免头孢曲松钠与林格液、静脉滴注胃肠外营养液等含钙的溶液同时使用。如必须联合用药，应分开使用。

【干预建议】

更改注射用头孢曲松钠的溶剂，如5%葡萄糖注射液、0.9%氯化钠注射液。

案例 ④3

【处方描述】

性别：男　　　　　　　年龄：21 岁

临床诊断：肝功能异常

处方内容：

0.9% 氯化钠注射液　　250ml　　qd　　iv gtt

多烯磷脂酰胆碱注射液　　15ml　　qd　　iv gtt

【处方问题】

氯化钠注射液与多烯磷脂酰胆碱注射液存在配伍禁忌。

【机制分析】

多烯磷脂酰胆碱注射液由天然多烯磷脂酰胆碱、大量的不饱和脂肪酸，主要为亚油酸（约占70%）、亚麻酸和油酸组成。多烯磷脂酰胆碱注射液严禁用电解质溶液（氯化钠注射液、林格液等）稀释，避免破坏多烯磷脂酰胆碱的结构。此处方中多烯磷脂酰胆碱注射液用 0.9% 氯化钠注射液作溶剂，溶剂选择不适宜。

【干预建议】

建议选择 5%、10% 葡萄糖注射液等不含电解质的注射液作溶剂。

第五节　忽略辅料的不良影响

药物在制备过程中，为解决制剂的成型性、有效性、稳定性、安全性常加入处方中除主药以外的药用辅料。药用辅料除了赋形、充当载体、提高稳定性外，还具有增溶、助溶、缓控释等重要功能，是可能影响药品质量、安全性和有效性的重要成分。在审方过程中，除了关注药物外，还需要警惕药用辅料对人体的影响。药用辅料与药品互相依存，在保证药物临床药效发挥的同时，辅料引起的不良反应也应引起药师的关注。

案例 ④

【处方描述】

性别：男　　　　　　　　年龄：6岁

临床诊断：软组织疾病

处方内容：

苯海拉明注射液　　　　10mg　　　　st　　　　im

【处方问题】

苯海拉明注射液属于遴选药品不合适。

【机制分析】

盐酸苯海拉明注射液主要用于急性重症过敏反应，可减轻输血或血浆所致的过敏反应；手术后药物引起的恶心呕吐；帕金森病和锥体外系症状；牙科局麻，当患者对常用的局麻药高度过敏时，1%苯海拉明注射液可作为牙科用局麻药；其他过敏反应疾病，不宜口服用药者。因本品含药用辅料苯甲醇，作为注射剂的溶剂，可减轻肌内注射引起的疼痛，2001年国家药品不良反应监测中心通报苯甲醇作为注射剂的溶剂明显增加注射性臀肌挛缩症发生的危险，故含苯甲醇的注射液禁止儿童肌内注射。

【干预建议】

建议医师修改医嘱，换成口服抗过敏药或其他不含苯甲醇的注射液。

案例 ④⑤

【处方描述】

性别：男　　　　　　　　年龄：57岁

临床诊断：侵袭性真菌感染

处方内容：

注射用伏立康唑　　　　200mg　　　　bid　　　　iv gtt

【处方问题】

注射用伏立康唑遴选药品不适宜。

【机制分析】

该男性患者因腹痛急诊入院。入院后诊断为肠梗阻，术后因呼吸衰竭转入ICU，应用呼吸机机械通气。后因侵袭性真菌感染加用注射用伏立康唑200mg、每12小时给药1次，用药后患者感染症状有所好转，但肾功能指标渐进性增高：由89μmol/L增加至208μmol/L，出现代谢性酸中毒及高氯血症。根据患者病情对医师处方进行适宜性审核，伏立康唑本身几乎无肾毒性，该患者肾功能突然恶化是由于伏立康唑静脉制剂中所含辅料环糊精钠造成的。环糊精主要的不良反应为肾毒性，可引起肾小管远端空泡样病变，甚至肾小管细胞坏死。肾功能不全患者使用含环糊精的药物时，易引起环糊精蓄积，增加肾脏毒性，进一步加重肾脏损害。

【干预建议】

建议医师更改医嘱，选用伏立康唑分散片。伏立康唑分散片没有辅料环糊精，且口服吸收率达96%，能达到较好疗效。

案例 46

【处方描述】

性别：男　　　　　　　　年龄：38岁

临床诊断：急性胆囊炎入院

处方内容：

| 注射用头孢曲松钠 | 2g | qd | iv gtt |
| 氢化可的松注射液 | 100mg | qd | iv gtt |

【处方问题】

氢化可的松注射液遴选药品不合适。

【机制分析】

氢化可的松不溶于水，但可溶于乙醇。氢化可的松注射液的辅料为乙醇，含量约50%。与注射用头孢曲松钠合用可发生双硫仑反应。

【干预建议】

停用氢化可的松注射液。对双硫仑反应的处理措施是：静脉注射地塞米松或肌内注射纳洛酮等，静脉滴注葡萄糖注射液、维生素C注射液等进行护肝治疗，促进乙醇代谢和排泄。

案例 47

【处方描述】

性别：男　　　　　　　　年龄：15 岁

临床诊断：湿疹，皮炎

处方内容：

复方倍他米松注射液	1ml	qd	im
氯雷他定片	10mg	qd	po

【处方问题】

复方倍他米松注射液遴选药品不适宜。

【机制分析】

复方倍他米松注射液是二丙酸倍他米松和倍他米松磷酸钠的复方制剂，制剂中含有灭菌缓冲剂和防腐剂（苯甲醇），苯甲醇可能导致溶血、低血压、局部刺激、过敏反应等。除此之外，反复注射苯甲醇还可引起臀肌挛缩症。本品禁止用于儿童肌内注射。因此，本处方属于遴选药品不适宜。

【干预建议】

建议停用复方倍他米松注射液，改用地奈德乳膏。

案例 48

【处方描述】

性别：男　　　　　　　　年龄：79 岁

临床诊断：支气管炎

处方内容：

头孢克洛缓释胶囊	2粒	bid	po
复方甘草口服溶液	10ml	tid	po
羧甲司坦片	2片	tid	po
复方甲氧那明胶囊	2粒	tid	po

【处方问题】

复方甘草口服溶液遴选药品不适宜。

【机制分析】

复方甘草口服溶液中甘草流浸膏为保护性祛痰剂，含乙醇，与头孢类抗菌药同服可发生双硫仑样反应，引起中毒。该处方中头孢克洛缓释胶囊与复方甘草口服溶液同时服用会引发此反应。

【干预建议】

更改处方，复方甘草口服溶液改为其他祛痰药。

第六节　联合用药不适宜

联合应用药物而无明确的指征，表现在：①病因未明。②单一抗菌药已能控制的感染。③大处方。盲目而无效应用肿瘤辅助治疗药。④联合应用毒性较大药物，药量未经酌减，增加了不良反应的发生概率。例如患者诊断为肠炎、细菌感染性腹泻，给予小檗碱片、盐酸地芬酯片、蒙脱石散治疗。分析：黄连素属于植物类抗感染药物，是治疗痢疾和大肠埃希菌引起轻度急性腹泻的首选药。蒙脱石散用于激惹性腹泻以及化学刺激引起的腹泻。地芬酯仅用于急慢性功能性腹泻，不宜用于感染性腹泻。⑤在我国批准注册的中成药中，有两百多种是含有化学药的中成药，这类制剂不能仅作为一般中成药使用。随着中药、化学药联合应用和复方制剂的出现，联合用药现象也在增多，若不注意处方成分可能导致重复用药。

为了增强疗效，有些中成药中含有解热镇痛药（对乙酰氨基酚、吲哚美辛、阿司匹林）、降糖药（格列本脲）、抗组胺药（氯苯那敏、苯海拉明）、中枢兴奋药（咖啡因）、中枢镇静药（异戊巴比妥、苯巴比妥）、抗病毒药（金刚烷胺）、平喘药（麻黄碱）、利尿剂（氢氯噻嗪）等。药师在审方过程中发现中成药与化学药联合应用时，一定要先搞清楚药物成分，避免滥用和与化学药累加应用，以防出现不良反应及严重的功能和器官损害。

案例 49

【处方描述】

性别：女　　　　　年龄：35岁

临床诊断：慢性胃炎，胃肠功能紊乱

处方内容：

| 双歧杆菌三联活菌胶囊 | 2粒 | bid | po |
| 胶体果胶铋胶囊 | 3粒 | bid | po |

【处方问题】

双歧杆菌三联活菌胶囊与胶体果胶铋胶囊联合用药不适宜。

【机制分析】

胶体果胶铋剂为胃肠黏膜保护药，口服后在胃液内形成溶胶，该溶胶与溃疡面及炎症表面有强力的亲和力，能形成保护膜，隔离胃酸，保护受损的黏膜，并刺激胃肠黏膜上皮细胞分泌黏液，促进上皮细胞自身修复。对受损黏膜的黏附性较强，也能杀灭胃内幽门螺杆菌。

双歧杆菌三联活菌胶囊可直接补充人体正常生理细菌，调整肠道菌群平衡，抑制并清除肠道中致病菌，减少肠源性毒素的产生，促进机体对营养物的消化，合成机体所需的维生素，激发机体免疫力。因为铋剂形成保护膜后减少对双歧杆菌的吸收，会减弱双歧杆菌三联活菌的药物疗效。本处方属联合用药不适宜。

【干预建议】

间隔2小时以上服用。

案例 ㊿

【处方描述】

性别：女　　　　　　　年龄：20岁

临床诊断：腹痛查因

处方内容：

| 铝镁颠茄片 | 4片 | tid | po |
| 左氧氟沙星片 | 0.2g | bid | po |

【处方问题】

铝镁颠茄片、左氧氟沙星片联合用药不适宜。

【机制分析】

铝镁颠茄片主要用于胃酸过多、胃痛、消化性溃疡，含有氢氧化铝0.2g，氧化镁0.15g。喹诺酮类药物与含镁或铝的药物同时使用时，喹诺酮与镁铝离子形成络合物，干扰胃肠道的吸收，使铝镁颠茄片在体内浓度降低，故两者联合用药不适宜。

【干预建议】

铝镁颠茄片应该在使用喹诺酮类药物前或后至少2小时再用。

案例 ❺❶

【处方描述】

性别：女　　　　　　　年龄：2岁

临床诊断：肠消化不良

处方内容：

酪酸梭菌二联活菌胶囊	1粒	bid	po
蒙脱石散	1袋	tid	po
口服补液盐散（Ⅲ）	1袋	tid	po

【处方问题】

蒙脱石散与酪酸梭菌二联活菌胶囊联合用药不适宜。

【机制分析】

蒙脱石散具有层纹状结构及非均匀性电荷分布，对消化道内的病毒、病菌及其产生的毒素有固定、抑制作用；对消化道黏膜有覆盖能力，并通过与黏液糖蛋白相互结合，从质和量两方面修复、提高黏膜屏障对攻击因子的防御功能。蒙脱石散会吸附酪酸梭菌二联活菌，致使活菌失效。本处方属联合用药不适宜。

【干预建议】

蒙脱石散与酪酸梭菌二联活菌胶囊隔开2小时以上服用。

案例 ❺❷

【处方描述】

性别：女　　　　　　　年龄：55岁

临床诊断：急性肠炎

处方内容：

5%葡萄糖注射液	250ml	qd	iv gtt
庆大霉素注射液	24万U	qd	iv gtt
碳酸氢钠注射液	250ml	qd	iv gtt
腹可安片	1.02g	tid	po
蒙脱石散	6g	tid	po

【处方问题】

碳酸氢钠注射液与庆大霉素注射液联合使用不适宜。

【机制分析】

氨基糖苷类抗生素多以原型经肾排泄，其排泄速度部分取决于肾小球液中的pH，碳酸氢钠碱化尿液使氨基糖苷类抗生素在肾小管重吸收增加，同时使用庆大霉素和碳酸氢钠，庆大霉素的半衰期延长，血药浓度升高，作用增强，毒性增加。本处方联合使用不适宜。

【干预建议】

使用其他抗菌药。如选用口服抗菌药，需与蒙脱石散间隔2小时以上服用，蒙脱石散为吸附收敛止泻药，会吸附药物，降低疗效。

习题一

一、单选题

1.患者，男，45岁。由于有冠心病史，为防止突发胸痛和心绞痛等情况，常随身携带硝酸甘油。对于突发的胸痛和心绞痛，一般采取哪种方式使用硝酸甘油（　　）

  A.吞服 　　　　　　B.咀嚼后用水送服 　　　　C.吸服

  D.舌下含服 　　　　E.先溶于水再口服

2.配制下列化疗药时只能选择葡萄糖注射液为溶剂的是（　　）

  A.环磷酰胺 　　　　B.博来霉素 　　　　　　　C.依托泊苷

  D.奥沙利铂 　　　　E.顺铂

3.氨茶碱一般不主张采用的给药方式是（　　）

  A.缓慢静脉注射 　　B.快速静脉注射 　　　　　C.静脉滴注

  D.口服给药

4.维生素C注射液不能加入一起使用的注射液是（　　）

  A.碳酸氢钠注射液 　B.5%葡萄糖注射液 　　　C.0.9%氯化钠注射液

  D.林格液 　　　　　E.以上所有注射液

5.维生素K与维生素C不可以配伍的原因是（　　）

  A.维生素K是碱性溶液

  B.维生素C是酸性溶液

  C.维生素K与维生素C形成新的结构

  D.维生素C是强还原剂，使维生素K还原

6.下列在使用芬太尼透皮贴剂时不正确的是（　　）

  A.使用前将所要贴敷部位的皮肤清洗干净，并稍稍晾干

  B.从包装内取出贴片，揭去附着的薄膜，但不要触及含药部位

  C.贴于皮肤上，轻轻按压使之边缘与皮肤贴紧

  D.皮肤有破损、溃烂、渗出、红肿的部位不要贴敷，不要贴在皮肤褶皱处、四肢下端或紧身衣服底下

  E.贴敷后可加温或烤火促进药物吸收

7.下列哪种说法是错误的( )

    A.维生素C泡腾片严禁直接口服给药

    B.使用吡诺克辛钠滴眼液时需将先将内置药片投入溶剂中，溶解药物后使用

    C.氨溴索分散片严禁直接口服给药

    D.诺和锐胰岛素开封后置于室温保存

    E.硝苯地平缓释片（Ⅱ）掰开服用

8.患者，女，50岁。口渴、多饮、多尿1个月，诊断为2型糖尿病。初步治疗选择口服二甲双胍，应告知患者具体服药时间。下列关于二甲双胍服药时间的描述，不正确的是( )

    A.餐前即刻服用

    B.若胃肠道不适与用药相关，可餐中服用

    C.若胃肠道不适与用药相关，可餐后服用

    D.餐前半小时服用

    E.餐后2小时服用

9.可供静脉注射的胰岛素/胰岛素类似物是( )

    A.普通胰岛素　　　B.预混胰岛素　　　　　C.地特胰岛素

    D.精蛋白锌胰岛素　E.低精蛋白锌胰岛素

10.脂溶性维生素注射液（Ⅱ）一般应如何保存( )

    A.冷处（2~8℃）避光保存　　　　　　B.常温下保存

    C.常温下避光保存　　　　　　　　　　D.冷处（2~8℃）保存

    E.只避光即可

11.患者，女，58岁。近年来四肢抖动，精细动作不便，诊断为帕金森病。可选用的胆碱受体阻滞剂是( )

    A.金刚烷胺　　　　B.苯海索　　　　　　　C.卡比多巴

    D.溴隐亭　　　　　E.吡贝地尔

12.新生儿由于葡糖醛酸结合酶不足，用以下哪种药物会出现灰婴综合征( )

    A.青霉素　　　　　　　　　　　　　　B.头孢曲松

    C.氯霉素　　　　　　　　　　　　　　D.红霉素

13. 不可雾化吸入给药的是（　　）

    A. 肾上腺素　　　　B. 沙丁胺醇　　　　　　C. 特布他林

    D. 福莫特罗　　　　E. 丙酸倍氯米松

14. 不应在清晨服用的药物是（　　）

    A. 降血脂药　　　　B. 降压药　　　　　　C. 糖皮质激素类药物

    D. 抗抑郁药　　　　E. 茶碱类抗哮喘药（除外长效制剂）

15. 下列哪种药物在服用后饮酒不会发生"双硫仑样反应"（　　）

    A. 青霉素　　　　　B. 头孢哌酮　　　　　　C. 甲硝唑

    D. 格列齐特　　　　E. 华法林

16. 患者，24岁。患有2型糖尿病，医生为其开具胰岛素治疗，胰岛素需在冷处储存，对应"在冷处储存"的库区温度范围为（　　）

    A. -4~0℃　　　　　　　　　　　　B. 2~8℃

    C. 不超过20℃　　　　　　　　　　D. 不超过20℃且避光

    E. 不超过30℃

17. 小剂量多巴胺的作用不包括（　　）

    A. 扩张肾动脉　　　　B. 增加心排量　　　　C. 加强心肌收缩力

    D. 收缩肠系膜动脉　　E. 兴奋 β_1 受体

18. 患者，男，26岁。因烧伤入院，处于急性期渗液状态，以下处理正确的是（　　）

    A. 用溶液剂湿敷

    B. 先用溶液剂湿敷，后用油剂

    C. 选用洗剂进行冲洗

    D. 选用软膏或者乳膏剂进行涂抹

19. 以下不可掰开服用的药物是（　　）

    A. 富马酸比索洛尔片　　　　　　　　B. 酒石酸美托洛尔片

    C. 华法林钠片　　　　　　　　　　　D. 非洛地平缓释片

20. 患者，女，65岁。患者因花粉过敏导致支气管哮喘，使用硫酸沙丁胺醇气雾剂进行缓解。硫酸沙丁胺醇气雾剂主要用于预防，因此在运动和接触过敏原之前（　　）分钟服药

    A. 5　　　　　　　　　　　　　　　　B. 10

    C. 10~15　　　　　　　　　　　　　　D. 15

21.下列借助手动泵的压力使药液呈雾状的制剂是（ ）

    A.气雾剂   B.粉雾剂   C.注射剂

    D.抛射剂   E.喷雾剂

22.可以避免肝脏首过效应的制剂是（ ）

    A.咀嚼片   B.植入片   C.口服分散片

    D.口服泡腾片   E.胃内滞留片

23.根据时辰药理学，选择在早上8点钟给药效果最佳的是（ ）

    A.糖皮质激素   B.肾上腺素   C.非甾体抗炎药

    D.氨茶碱   E.地高辛

24.患者，男，55岁。因突发急性心肌梗死入院行冠状动脉支架植入术。为预防血栓形成，术后正确的用药是（ ）

    A.大剂量华法林   B.小剂量华法林   C.大剂量阿司匹林

    D.小剂量阿司匹林   E.静脉注射肝素

25.若罗红霉素的剂型拟从片剂改成静脉注射剂，其剂量应（ ）

    A.增加，因为生物有效性降低

    B.增加，因为肝肠循环减低

    C.减少，因为生物有效性更大

    D.减少，因为组织分布更多

    E.维持不变

26.不宜用氯化钠注射液作为溶剂的药物是（ ）

    A.青霉素G   B.两性霉素B   C.磺胺嘧啶钠

    D.布美他尼   E.苯妥英钠

27.合并用药时，最可能引起茶碱血药浓度升高的抗菌药物是（ ）

    A.青霉素   B.头孢噻肟   C.环丙沙星

    D.庆大霉素   E.头孢唑林

28.新生儿有效且可靠的给药途径是（ ）

    A.局部给药   B.口服给药   C.皮下注射

    D.肌内注射   E.静脉滴注

29.口服抗凝血药与维生素K合用可（ ）

    A.使肝毒性增加   B.使出血可能性增加

    C.降低口服抗凝血药的剂量   D.使抗凝作用减弱

E.减少口服抗凝血药的不良反应

30.一般认为口服剂型在胃肠道中吸收快慢的顺序是（　　）

    A.混悬剂 > 溶液剂 > 胶囊剂 > 片剂 > 包衣片

    B.胶囊剂 > 混悬剂 > 溶液剂 > 片剂 > 包衣片

    C.片剂 > 包衣片 > 胶囊剂 > 混悬剂 > 溶液剂

    D.溶液剂 > 混悬剂 > 胶囊剂 > 片剂 > 包衣片

    E.包衣片 > 片剂 > >胶囊剂 > 混悬剂 > 溶液剂

31.患者自备小药箱中存放有阿莫西林胶囊、云南白药胶囊、维生素 C 片、诺氟沙星胶囊、多种维生素片等，这些药物中需要避光保存或使用棕色瓶储藏的是（　　）

    A.阿莫西林胶囊　　B.维生素 C 片　　　　　　C.云南白药胶囊

    D.诺氟沙星胶囊　　E.多种维生素片

32.预混胰岛素，如优泌林 70/30 中 70 和 30 分别代表（　　）

    A.70%普通胰岛素，30%精蛋白锌胰岛素

    B.70%精蛋白锌胰岛素，30%普通胰岛素

    C.70%低精蛋白锌胰岛素，30%普通胰岛素

    D.70%普通胰岛素，30%低精蛋白锌胰岛素

    E.70%普通胰岛素，30%精氨酸锌胰岛素

33.治疗肝昏迷时，与左旋多巴不能同时使用的是（　　）

    A.维生素 B_6　　　　B.维生素 E　　　　　　C.维生素 C

    D.多巴胺　　　　　E.去甲肾上腺素

34.将灰黄霉素制成直径 2 ~ 5μm 的微粉后装入胶囊让患者服用，其目的是（　　）

    A.便于制粒　　　　B.增加流动性　　　　　C.利于吸收

    D.降低溶出度　　　E.增加比表面积

35.患者，男，24岁。入院 3 天后发生严重肺部感染，痰培养检出铜绿假单胞菌。宜与氨基糖苷类合用的抗生素是（　　）

    A.苯唑西林　　　　B.哌拉西林　　　　　　C.头孢唑林

    D.万古霉素　　　　E.克林霉素

36.患者，男，48岁。患有原发性高胆固醇血症，经饮食控制和其他非药物治疗仍不能适当控制，医生为其开具瑞舒伐他汀钙片（5mg，qd）用于强效

降脂，最大起始剂量应为（　　）

    A. 1mg   B. 2.5mg   C. 5mg

    D. 10mg   E. 15mg

37.不需首选胰岛素治疗的是（　　）

    A.妊娠期糖尿病   B.幼年重型糖尿病

    C.糖尿病酮症酸中毒   D.合并严重感染的糖尿病

    E.轻型糖尿病

38.患者，女，24岁，孕期真菌感染。下列最适宜其使用的抗真菌药物有（　　）

    A.灰黄霉素、氟胞嘧啶   B.酮康唑、咪康唑

    C.克霉唑、氟胞嘧啶   D.两性霉素B、环吡酮胺

    E.环吡酮胺、制霉菌素

39.患者，男，66岁。因哮喘急性发作入院，合并高血压2级、糖尿病。使用氨茶碱控释片控制哮喘，阿司匹林肠溶片、酒石酸美托洛尔缓释片控制血压，格列吡嗪控释片和盐酸二甲双胍片控制血糖，疗效较好。在以上药物中可以掰开口服的是（　　）

    A.氨茶碱控释片   B.阿司匹林肠溶片   C.酒石酸美托洛尔缓释片

    D.格列吡嗪控释片   E.盐酸二甲双胍片

40.患者，男，70岁。因冠心病住院10天后，出现咳嗽、咯痰。肺CT结果：肺炎。经验性给予头孢哌酮舒巴坦钠1.5g，每12小时1次静脉滴注，3天后咳嗽、咯痰加重，并出现发热，体温38.8℃，痰细菌培养结果为耐甲氧西林金黄色葡萄球菌阳性，治疗方案应调整为（　　）

    A.头孢曲松   B.左氧氟沙星

    C.美罗培南   D.万古霉素

41.在临床药物治疗当中特殊人群用药值得我们关注，其中老年人用药一般不超过（　　）种

    A. 3   B. 4

    C. 5   D. 6

42.服用多奈哌齐后出现严重失眠，药师应向患者推荐的用药方案为（　　）

    A.减小剂量   B.停用一段时间

    C.改为早上服用   D.加服安眠药

43.患者，男，65岁，患高血压合并支气管哮喘。以下药物不宜选用的是
（　　）

    A.硝苯地平　　　　　　　　　　　B.卡托普利

    C.普萘洛尔　　　　　　　　　　　D.可乐定

44.左旋多巴与卡比多巴组成的复方制剂卡左双多巴控释片可使（　　）

    A.左旋多巴排泄加快

    B.左旋多巴排泄减慢

    C.左旋多巴代谢加快

    D.使更多的左旋多巴进入脑内，提高利用率

45.患者，女，65岁。患有重度骨关节病，无用药过敏反应，使用硫酸氨
基葡萄糖钾胶囊治疗，硫酸氨基葡萄糖钾胶囊服用方式为（　　）

    A.餐前　　　　　　　　　　　　　B.餐后

    C.餐时　　　　　　　　　　　　　D.餐时或餐后

46.患者，女，45岁。患有糖尿病兼周围神经病变，服用格列本脲和用注
射用腺苷钴胺治疗，其中注射用腺苷钴胺常以灭菌注射用水为溶剂进行溶解，
采用（　　）方式给药

    A.肌内注射　　　　　　　　　　　B.静脉滴注

    C.口服　　　　　　　　　　　　　D.皮下注射

47.患者，男，6岁。不小心手骨折、眼挫伤。医生在诊断开方后，特地
强调在养伤期间抗生素不要服用莫西沙星，而是服用阿莫西林，这是因为莫
西沙星禁用于（　　）岁以下的患者

    A. 3　　　　　　　　　　　　　　B. 6

    C. 18　　　　　　　　　　　　　D. 22

48.以下适合用于肝功能障碍患者的药物是（　　）

    A.地高辛　　　　　　　　　　　　B.地西泮

    C.异烟肼　　　　　　　　　　　　D.氯霉素

49.以下给药前不需要皮试的药物是（　　）

    A.青霉素　　　　　　　　　　　　B.破伤风抗毒素

    C.普鲁卡因　　　　　　　　　　　D.阿奇霉素

50.患者，男，25岁。患有喘息性支气管炎，且咳脓痰，服用茶碱片和抗
生素进行治疗。茶碱与下列哪种抗生素可以合用（　　）

A.环丙沙星   B.阿莫西林

C.红霉素   D.林可霉素

二、多选题

1.不适宜选用葡萄糖注射液溶解的药物有（　　）

    A.氨苄西林   B.苯妥英钠   C.奈达铂

    D.阿昔洛韦   E.多烯磷脂酰胆碱

2.以下会与钙离子生成不溶物的药物是（　　）

    A.盐酸氯丙嗪溶液   B.螺内酯   C.四环素

    D.两性霉素B   E.头孢类抗生素

3.下列哪些药物不建议将非雾化吸入制剂用于雾化吸入治疗（　　）

    A.地塞米松磷酸钠注射液   B.注射用糜蛋白酶

    C.庆大霉素注射液   D.盐酸氨溴索注射液

4.关于阿昔洛韦，以下说法正确的是（　　）

    A.肾功能不全者使用阿昔洛韦无需调整剂量

    B.阿昔洛韦是指南推荐治疗病毒性脑膜炎的抗病毒药物

    C.阿昔洛韦口服生物利用度低，应使用阿昔洛韦注射剂治疗

    D.使用期间应监护神经系统不良反应

5.在配制液体药物或输液时，产生沉淀的原因包括（　　）

    A.溶剂组成改变   B.电解质盐析作用

    C.药液pH改变   D.药物之间发生直接反应

    E.氧化变色

6.鼻黏膜给药制剂的特点包括（　　）

    A.鼻黏膜内的丰富血管和鼻黏膜的高度渗透压有利于吸收

    B.可避开肝脏的首过效应

    C.吸收程度和速度远低于静脉注射

    D.鼻腔给药方便易行

    E.多肽类药物适于鼻黏膜给药

7.患者，男，78岁。脑出血后3天，因怀疑存在鲍曼不动杆菌引起的肺部感染而使用头孢哌酮舒巴坦3g，8小时用药1次。对于该药的相关使用注意事项描述正确的是（　　）

A.头孢哌酮舒巴坦可引起低凝血酶原血症而增加出血风险,该患者应慎用头孢哌酮舒巴坦

B.用药期间应密切监测凝血功能,必要时换用其他药物

C.用药期间可适当补充维生素K$_1$

D.用药期间应避免摄入含乙醇的食物、饮料,避免使用含乙醇的药物

E.因头孢哌酮经肝、肾双通道排泄,该患者出现肝或肾功能不全时无需调整剂量

8.患者,女,56岁。临床诊断为高脂血症、甲癣。医生开具处方:辛伐他汀片20mg po qod,一次1片;伊曲康唑胶囊0.1g po qd,一次0.2g。以下说法正确的是( )

A.辛伐他汀片给药频次不适宜,应为每日1次

B.辛伐他汀片与伊曲康唑胶囊有相互作用情况

C.伊曲康唑抑制辛伐他汀代谢,从而增加其发生横纹肌溶解的风险

D.可将辛伐他汀片换成瑞舒伐他汀钙片

9.下列哪些药物中毒后可以通过碱化尿液来缓解( )

A.苯巴比妥　　　　　　　　　　　B.地西泮

C.奥美拉唑　　　　　　　　　　　D.阿司匹林

10.服用下列哪些药物后不能喝葡萄柚汁( )

A.氨氯地平　　　　　　　　　　　B.环孢素

C.地西泮　　　　　　　　　　　　D.维拉帕米

三、案例分析题

案例1

性别:女

年龄:68岁

临床诊断:糖尿病(慢性病长期用药)

处方内容:格列齐特缓释片　30mg×30片/盒×2盒　45mg　qd　po

案例2

性别:男

年龄:1岁2个月

临床诊断:发热,急性咽炎

处方内容：抗病毒清热口服液　10ml×6支/盒×1盒　0.5支　bid　po

　　　　　磷酸奥司他韦胶囊　75mg×10粒/盒×3粒　1/3粒　bid　po

案例3

性别：男

年龄：70岁

临床诊断：2型糖尿病，心力衰竭

处方内容：沙格列汀片　5mg×7片/盒×2盒　2.5mg　qd　po

案例4

性别：女

年龄：35岁

临床诊断：肾病综合征，高血压，高尿酸血症

处方内容：硝苯地平控释片　30mg×14片　30mg　bid　po

　　　　　替米沙坦片　80mg×14片　80mg　bid　po

案例5

性别：男

年龄：50岁

临床诊断：冠心病，2型糖尿病

处方内容：格列美脲片　1mg×30片×1盒　1mg　qd

　　　　　阿司匹林肠溶片　100mg×30片×1盒　100mg　qd　po（餐中）

案例6

性别：女

年龄：54岁

临床诊断：尿路感染，骨质疏松症

处方内容：盐酸环丙沙星片　0.25g×10粒×1盒　0.25g　bid　po

　　　　　碳酸氢钠片　0.5g×100片×1瓶　0.5g　tid　po

　　　　　碳酸钙D_3片（Ⅱ）　0.5g：200IU×36片×1瓶　0.5g　qd　po

案例7

性别：女

年龄：43岁

临床诊断：胃溃疡

处方内容：注射用兰索拉唑　30mg　qd　iv gtt

5%葡萄糖注射液　　100ml　qd　iv gtt

案例8

性别：女

年龄：77岁

临床诊断：上呼吸道感染，咽喉肿痛，2型糖尿病视网膜病变

处方内容：依帕司他片　　50mg×10片　50mg　tid　po

　　　　　新癀片　0.32g×36片　0.64g　tid　po

　　　　　对乙酰氨基酚片　0.5g×10片　0.5g　tid　po

案例9

性别：男

年龄：65岁

临床诊断：骨性关节炎

过敏史：磺胺类过敏史

处方内容：塞来昔布胶囊　0.1g×12粒　0.2g　qd　po

　　　　　双氯芬酸钠缓释片　75mg×10片　25mg　tid　po

案例10

性别：男

年龄：72岁

临床诊断：甲状腺功能减退，心律失常

处方内容：左甲状腺素钠片　50μg×100片　75μg　qd　po

　　　　　盐酸胺碘酮片　0.2g×10片　0.2g　qd　po

　　　　　酒石酸美托洛尔片　25mg×20片　25mg　bid　po

习题二

一、单选题

1. 下列关于祛痰药的叙述，不正确的是（ ）

A. 溴己新溶液显酸性，临床使用应单独给药，避免与碱性药物配伍使用

B. 桉柠蒎为黏液溶解性祛痰药

C. 乙酰半胱氨酸可与抗菌药物在同一溶液内混合服用

D. 肝肾功能严重损害者禁用氯化铵

E. 标准金桃娘油对细菌和真菌亦具有杀菌作用

2. 下列属于长效糖皮质激素的是（ ）

A. 地塞米松　　　　B. 氢化可的松　　　　C. 泼尼松

D. 甲泼尼龙　　　　E. 泼尼松龙

3. 替格瑞洛抗血小板的维持剂量是（ ）

A. 75mg　qd　　　　B. 90mg　qd　　　　C. 180mg　qd

D. 90mg　bid　　　　E. 180mg　bid

4. 为防止阿司匹林水解，应符合的贮存条件为（ ）

A. 冷处　　　　B. 密闭　　　　C. 遮光

D. 密封、干燥处　　　　E. 阴凉处

5. 必须制成粉针剂的药物是（ ）

A. 硫酸庆大霉素　　　　B. 盐酸普鲁卡因　　　　C. 甲硝唑

D. 维生素C　　　　E. 青霉素G钠

6. 下列药物中可发生聚合反应的是（ ）

A. 氯霉素　　　　B. 头孢噻肟钠　　　　C. 阿莫西林

D. 四环素　　　　E. 克拉维酸

7. 下列措施无法克服硝酸甘油耐药性的是（ ）

A. 调整剂量给药　　　　B. 补充含巯基的药物　　　　C. 减少给药频次

D. 偏心给药　　　　E. 连续给药

8. 应用胰岛素治疗糖尿病，不恰当的方法是（ ）

A. 从小剂量开始以避免Somogyi效应

B.以饮食疗法为基本治疗

C.血糖波动大可加用双胍类药物

D.酮症酸中毒时可首选普通胰岛素（RI）

E.高渗昏迷宜选用鱼精蛋白锌胰岛素（PZI）

9.丁苯酞胶囊正确的服用方法是（　　）

A.餐前空腹服用　　B.与餐同服　　　　C.饭后服用

D.睡前服用　　　　E.以上都不是

10.患者，男，43岁。口渴、多饮、多尿1个月，诊断为2型糖尿病，初步治疗选择口服降糖药。因患者进餐时间难以规律，下列药物中用药时间和进餐时间无关的是（　　）

A.二甲双胍　　　　B.格列本脲　　　　C.阿卡波糖

D.吡格列酮　　　　E.瑞格列奈

11.关于桉柠蒎肠溶胶囊说法错误的是（　　）

A.宜餐前半小时服用　　　　　　　B.宜用凉开水送服

C.可以打开或咀嚼后服用　　　　　D.为黏液溶解性祛痰药

E.在密闭、阴凉处保存

12.下列激素药物中不能口服的是（　　）

A.炔雌醇　　　　　B.己烯雌酚　　　　C.炔诺酮

D.雌二醇　　　　　E.左炔诺孕酮

13.下列属于超长效胰岛素制剂的是（　　）

A.门冬胰岛素　　　B.普通胰岛素　　　C.甘精胰岛素

D.精蛋白锌胰岛素　E.低精蛋白锌胰岛素

14.下列属于人工泪液的是（　　）

A.玻璃酸钠滴眼液　　　　　　　　B.卡波姆凝胶

C.右旋糖酐羟丙甲纤维素滴眼液　　D.聚乙二醇滴眼液

E.以上都是

15.有关滴眼剂的叙述，错误的是（　　）

A.滴眼剂是直接用于眼部的外用液体制剂

B.正常眼可耐受的pH为5.0～9.0

C.混悬性滴眼剂要求粒子大小不得超过50μm

D.滴入眼中的药物首先进入角膜内，通过角膜至前房再进入虹膜

E. 药液刺激性越大，吸收越多

16. 盐酸麻黄碱滴鼻液一般连续使用不超过多少天（　　）

  A. 3 天   B. 5 天   C. 7 天

  D. 10 天   E. 15 天

17. 合用时需增加胰岛素用量的药物不包括（　　）

  A. 华法林   B. 噻嗪类   C. 糖皮质激素

  D. 甾体激素避孕药 E. β 肾上腺素受体激动剂

18. 应用糖皮质激素治疗时，大于 3 个月的给药疗程被称为（　　）

  A. 冲击疗程   B. 短程治疗   C. 终身替代治疗

  D. 长程治疗   E. 中程治疗

19. 下列不具备升高血糖作用的药物是（　　）

  A. 肾上腺素   B. 胰岛素   C. 胰高血糖素

  D. 地塞米松   E. 他克莫司

20. 糖皮质激素治疗时，强的松用量 >1.0mg/（kg·d）的剂量疗法称为（　　）

  A. 中等剂量   B. 冲击剂量   C. 大剂量

  D. 小剂量   E. 长期维持剂量

21. 根据《处方管理办法》的规定，以下关于麻醉药品和第一类精神药品的缓控释处方，叙述错误的是（　　）

  A. 为门（急）诊患者开具的每张处方不得超过 15 日用量

  B. 处方的印刷用纸为淡红色

  C. 处方右上角分别标注"麻""精一"

  D. 为门（急）诊中、重度慢性疼痛患者开具的每张处方不得超过 15 日用量

  E. 为门（急）诊癌症疼痛患者开具的每张处方不得超过 15 日用量

22. 吸入粉雾剂中的药物微粒，大多数粒径应在（　　）

  A. 0.3μm 以下 B. 0.5μm 以下   C. 5μm 以下

  D. 10μm 以下 E. 15μm 以下

23. 主要降解途径为水解的药物是（　　）

  A. 肾上腺素   B. 氯霉素   C. 维生素 A

  D. 吗啡   E. 左旋多巴

24. 儿童 2 型糖尿病患者宜选用（　　）

  A. 格列喹酮   B. 阿卡波糖   C. 二甲双胍

D.吡格列酮　　　E.瑞格列奈

25.糖皮质激素治疗时，强的松用量在0.5～1.0mg/（kg·d）的剂量疗法被称为（　　）

A.中等剂量　　　　B.冲击剂量　　　　C.大剂量

D.小剂量　　　　　E.长期维持剂量

26.关于阿仑膦酸钠的叙述，错误的是（　　）

A.因低骨矿化有不良影响，本品应小剂量间歇性使用

B.镁、铁制剂不会影响本药吸收

C.与氨基糖苷类合用会诱发低钙血症

D.应早晨空腹服药，服药后1小时内不宜进食

E.服药后不宜立即平卧，应站立30分钟

27.为避免哌唑嗪的"首剂现象"，可采取的措施是（　　）

A.空腹服用　　　　　　　　　　　　B.低钠饮食

C.减少首次剂量，临睡前服用　　　　D.舌下含服

E.首次剂量加倍

28.不易发生"双硫仑样"反应的药物是（　　）

A.头孢曲松　　　B.头孢哌酮　　　C.头孢他啶

D.头孢替安　　　E.头孢匹胺

29.妊娠4～9个月期间可以使用的药物是（　　）

A.华法林　　　　B.阿司匹林　　　C.对乙酰氨基酚

D.氯霉素　　　　E.四环素

30.患者，男，40岁。诊断为2型糖尿病4年，已换用胰岛素控制血糖。存在下列哪些情况时容易出现低血糖（　　）

A.因疼痛使用吗啡　B.因胃痛服用法莫替丁　C.服用噻嗪类利尿药

D.中等至大量饮酒　E.注射东莨菪碱

31.可以选用葡萄糖注射液溶解的药物是（　　）

A.依托泊苷　　　B.奈达铂　　　C.阿昔洛韦

D.红霉素　　　　E.氨苄西林

32.适宜肌注，不能静脉注射的药物是（　　）

A.四环素　　　　B.维生素D_2　　　C.红霉素

D.地西泮　　　　E.甲硝唑

33.下列药物通用名与别名不一致的是（　　）

    A.地西泮——安定

    B.多潘立酮——吗丁啉

    C.普萘洛尔——消心痛

    D.氢氧化铝——胃舒平

    E.喷托维林——咳必清

34.患者，男，42岁。口渴、多饮、多尿1个月，诊断为2型糖尿病，初步治疗选择口服格列美脲。根据血糖控制情况调整给药剂量，格列美脲一日最大剂量不超过（　　）

    A.1mg
    B.2mg
    C.4mg

    D.6mg
    E.8mg

35.直肠栓剂在使用过程中的注意事项为（　　）

    A.使用前应在低温环境下使栓剂变硬

    B.插入栓剂几分钟后，才能大便

    C.如插入困难可加热软化后再插入

    D.将栓剂插入直肠中越浅越好

    E.栓剂的铝箔外包装可在体内分解，用前不应去除

36.以下关于儿童给药方式的描述，正确的是（　　）

    A.儿童消化系统发育不完全，不宜口服给药

    B.静脉注射吸收完全，但易给儿童带来惊恐和不安

    C.儿童皮肤薄，透皮制剂最为安全有效

    D.栓剂和灌肠制剂安全有效，是最常用的给药方式

    E.因儿童依从性差，肌内注射为最常用的给药方式

37.预防用抗菌药物的给药时机是（　　）

    A.术前3天
    B.术前24小时
    C.术前0.5～2小时

    D.切皮时
    E.手术结束回到病房后

38.下列药物通用名与别名不配套的是（　　）

    A.哌替啶——度冷丁

    B.吲哚美辛——消炎痛

    C.呋塞米——速尿

    D.头孢唑林钠——先锋5号

    E.二羟丙茶碱——喘乐定

39.下列常用溶剂中，不含钙的是（　　）

    A.复方氯化钠注射液

    B.乳酸钠林格注射液

    C.葡萄糖氯化钠注射液

    D.复方醋酸钠林格注射液

E.复方乳酸钠葡萄糖注射液

40.需要咀嚼服用的药物是（　　）

A.复方氢氧化铝　　　　B.氢氧化铝　　　　　C.胶体次枸橼酸铋片

D.铝碳酸镁咀嚼片　　　E.以上均是

41.外耳道发炎时所用的滴耳剂最好调节为（　　）

A.弱酸性　　　　　　　B.弱碱性　　　　　　C.酸性

D.碱性　　　　　　　　E.中性

42.下列"适宜一日1次给药"的抗菌药物是（　　）

A.红霉素　　　　　　　B.四环素　　　　　　C.阿米卡星

D.头孢唑林　　　　　　E.阿莫西林

43.漏服短效口服避孕药者，补服药物的时间是（　　）

A.12小时内　　　B.24小时内　　　　　　C.36小时内

D.48小时内　　　E.72小时内

44.下列药物中宜多饮水送服的是（　　）

A.阿仑膦酸钠　　　B.阿昔洛韦　　　　　　C.别嘌醇

D.氨茶碱　　　　　E.以上均是

45.下列药物中不宜饭后服用的是（　　）

A.复方消化酶　　　B.铝碳酸镁咀嚼片　　　C.枸橼酸莫沙必利片

D.复方阿嗪米特片　E.复方甘草酸苷片

46.处方中表示"睡前服用"的缩写词为（　　）

A. ac　　　　　　　B. am　　　　　　　C. pm

D. pc　　　　　　　E. hs

47.起效快、作用强、作用短暂的抗酸药是（　　）

A.硫酸钙　　　　　B.氢氧化镁　　　　　C.氢氧化铝

D.碳酸氢钠　　　　E.三硅酸镁

48.可静脉给药的胰岛素制剂是（　　）

A.诺和灵R　　　　B.诺和灵30R　　　　C.诺和灵50R

D.诺和灵N　　　　E.中效优泌林N

49.阿米卡星与呋塞米合用会增加（　　）

A.耳毒性　　　　　B.肾毒性　　　　　　C.神经毒性

D.肌肉毒性　　　　E.骨髓抑制作用

50.下列药物中只能使用氯化钠注射液为溶剂的是（　　）

  A.注射用盐酸吉西他滨   B.注射用洛铂

  C.多柔比星脂质体注射液   D.注射用奥美拉唑钠

  E.多烯磷脂酰胆碱注射液

二、多选题

1.以下哪些药物不能与茶一起服用（　　）

  A.青霉素   B.多西环素

  C.红霉素   D.阿司匹林

2.服药后饮酒可发生"双硫仑样反应"的有（　　）

  A.甲硝唑   B.法莫替丁

  C.胰岛素   D.头孢曲松

3.患者在用药之后出现轻微口干的不良反应，以下处理方法正确的是（　　）

  A.增加饮食中纤维含量，多吃蔬菜   B.吸吮糖果或者冰块

  C.多运动   D.咀嚼无糖型口香糖

4.有关硝普钠的叙述，正确的是（　　）

  A.降压特点快、强、短   B.降压作用持久

  C.主要用于治疗高血压危象   D.多用口服降压

  E.对光敏感

5.局麻药使用时加入少量肾上腺素的目的是（　　）

  A.使局部血管收缩，减少出血   B.延缓局麻药的吸收

  C.降低全身性不良反应   D.延长局麻药的作用时间

6.以下药物给药途径说法正确的是（　　）

  A.缩宫素注射液宫颈腔注射   B.氟尿嘧啶注射液动脉插管注射

  C.米索前列醇片阴道给药   D.低分子肝素钠注射液封管

7.与血药浓度无关的局麻药的不良反应是（　　）

  A.高敏性   B.变态反应   C.抽搐、惊厥

  D.心脏抑制   E.血管扩张

8.以下哪些药物长期服用后需要监测血药浓度（　　）

  A.地高辛   B.茶碱

  C.奥美拉唑   D.庆大霉素

9.下列药物不良反应中，与剂量无关的是（　　）

    A.副作用　　　　　B.后遗效应　　　　　　　C.过敏反应

    D.继发反应　　　　E.特异质反应

10.以下关于注射用门冬氨酸鸟氨酸溶剂配伍，说法正确的是（　　）

    A.5g注射用门冬氨酸鸟氨酸+250ml的5%葡萄糖注射液

    B.7.5g注射用门冬氨酸鸟氨酸+400ml的0.9%氯化钠注射液

    C.20g注射用门冬氨酸鸟氨酸+550ml的0.9%氯化钠注射液

    D.10g注射用门冬氨酸鸟氨酸+250ml的10%葡萄糖注射液

三、案例分析题

案例1

性别：男

年龄：72岁

临床诊断：急性支气管炎，冠心病，房颤

处方内容：1.阿奇霉素片　　250mg×6片　　250mg　　bid　　po

           2.华法林钠片　　2.5mg×40片　　2.5mg　　qd　　po

案例2

性别：男

年龄：22岁

临床诊断：缺铁性贫血

处方内容：1.多糖铁复合物胶囊　　0.15g×20粒　　0.15g　　tid　　po

           2.蔗糖铁注射液　　5ml：100mg/支×5支　　100mg　　q3d　　im

           3.0.9%氯化钠注射液　　100ml/瓶　　100ml　　q3d　　iv gtt

案例3

性别：女

年龄：32岁

临床诊断：细菌性阴道炎

处方内容：1.甲硝唑片　　200mg×100片　　200mg　　qd　　hs　　阴道给药

           2.康妇消炎栓　　10mg×30粒　　10mg　　qd　　阴道给药

案例4

性别：女

年龄：79岁

临床诊断：冠心病，高脂血症，帕金森病

处方内容：1.多巴丝肼片　0.25g×40片/盒　0.125g　bid　po

2.盐酸曲美他嗪片　20mg×30片/盒　20mg　tid　po

3.铝镁匹林片（Ⅱ）　114mg×12片/盒　114mg　qd　po

4.阿司匹林肠溶片　0.1g×30片/盒　100mg　qd　po

5.阿托伐他汀钙片　10mg×7片/盒　10mg　bid　po

案例5

性别：女

年龄：75岁

临床诊断：冠心病

处方内容：1.注射用盐酸去甲万古霉素　0.4g/支　0.8g　qd　iv gtt

2.灭菌注射用水　10ml/支　10ml　qd　iv gtt

3.氯化钠注射液　100ml/瓶　100ml　qd　iv gtt

案例6

性别：女

年龄：35岁

临床诊断：妊娠高血压

处方内容：1.氯沙坦钾片　50mg×7片　50mg　bid　po

2.甲硝唑片　0.2g×100片　0.2g　bid　po

案例7

性别：男

年龄：65岁

临床诊断：帕金森病，痴呆

处方内容：1.盐酸美金刚片　10mg×28片　20mg　bid　po

2.盐酸金刚烷胺片　100mg×60片　200mg　tid　po

案例8

性别：男

年龄：75岁

临床诊断：类风湿关节炎，高血压病

处方内容：1.草乌甲素片　0.4mg×15片　0.4mg　tid　po

2.盘龙七片　0.3g×48片　4片　tid　po

3.美洛昔康分散片　7.5mg×20片　15mg　qd　po

案例9

性别：女

年龄：72岁

临床诊断：糖尿病，骨质疏松，失眠，冠心病，高血压病3级（中危）

处方内容：1.吡格列酮二甲双胍片　15mg，500mg×14片　1片　bid　po

2.氯硝西泮片　2mg×7片　2mg　qd　po

3.阿卡波糖片　50mg×30片　50mg　tid　po

4.阿托伐他汀钙片　20mg×7片　20mg　qd　po

5.盐酸贝那普利片　10mg×14片　10mg　bid　po

案例10

性别：男

年龄：11岁

临床诊断：化疗相关性恶心呕吐，催吐风险：轻度

处方内容：1.盐酸帕洛诺司琼注射液　5ml：0.25mg　5ml　qd　iv

2.醋酸地塞米松注射液　1ml：2mg　4mg　st　iv

习题三

一、单选题

1. 药物的极量是指（　　）

  A.一次用药量
  B.一日用药量
  C.疗程用药总量
  D.单位时间内注入用量
  E.以上都不是

2. 孕妇用药容易发生致畸胎作用的时间是（　　）

  A.妊娠头3个月　　B.妊娠中3个月　　C.妊娠后3个月

  D.分娩期　　E.哺乳期

3. 下列属于局部作用的是（　　）

  A.普鲁卡因的浸润麻醉作用

  B.利多卡因的抗心律失常作用

  C.洋地黄的强心作用

  D.苯巴比妥的镇静催眠作用

  E.硫喷妥钠的麻醉作用

4. 下列叙述中错误的是（　　）

  A.在给药方法中口服最常用

  B.过敏反应难以预知

  C.药物的作用性质与给药途径无关

  D.肌内注射比皮下注射快

  E.大多数药物不易经皮肤吸收

5. 紧急情况下应采用的给药方式是（　　）

  A.静脉注射　　B.肌内注射　　C.口服

  D.皮下注射　　E.外敷

6. 以下哪类药物易发生水解反应（　　）

  A.酰胺类药物　　B.烯醇类药物　　C.酚类药物

  D.多糖类药物　　E.吡唑酮类药物

7. 以下关于鼻腔给药，叙述不正确的是（　　）

A.微球粒径大小不受限制   B.药物吸收迅速

C.鼻腔给药不存在首过效应   D.喷入鼻腔，给药方便

E.亲水性微球可增加鼻黏膜的吸收

8.药物制成粉针剂的主要目的是（   ）

     A.患者易于接受   B.减少成本   C.增加药物稳定性

     D.提高药物纯度   E.增加药物生物利用度

9.有关滴眼剂的制备，叙述正确的是（   ）

     A.用于外伤和手术的滴眼剂应分装于单剂量容器中

     B.滴眼剂可多剂量包装，一般<25ml

     C.塑料滴眼剂瓶洗净后应干热灭菌

     D.玻璃滴眼剂瓶先用自来水洗净，再用蒸馏水洗净，备用

     E.滴眼剂在制备中均需加入抑菌剂

10.眼膏剂与滴眼剂相比其特点是（   ）

     A.在角膜前滞留时间相对较长   B.需反复频繁点眼

     C.患者依从性差   D.作用时间短   E.不易模糊视线

11.下列抗类风湿药物中，常规剂量不良反应最小的是（   ）

     A.萘普生   B.对乙酰氨基酚   C.阿司匹林

     D.洛索洛芬   E.塞来昔布

12.在正常情况下，注射用青霉素钠的外观性状为（   ）

     A.无色澄明液体   B.橙黄色油状液体   C.白色结晶性粉末

     D.淡黄色澄明液体 E.黄色结晶性粉末

13.以下所列"从乳汁排出量较大"的药物中，不正确的是（   ）

     A.地西泮   B.卡马西平   C.红霉素

     D.氨苄西林   E.磺胺甲噁唑

14.患者，女性，62岁，萎缩性胃炎病史5年。诊断为"缺铁性贫血"，在口服铁剂治疗期间，如需合并用药，可选择的是（   ）

     A.锌剂   B.四环素   C.青霉胺

     D.维生素C   E.氟喹诺酮

15.某老年患者因治疗脑血栓口服华法林，剂量应（   ）

     A.较成人剂量酌减 B.较成人剂量增加   C.按成人剂量

     D.按体重给药   E.按成人剂量增加10%

16. 患者，男，15岁。牙龈出血伴低热半个月，经骨髓穿刺诊断为"急性淋巴细胞性白血病"，给予VP方案化疗；为预防脑膜白血病，给予甲氨蝶呤鞘内注射。关于甲氨蝶呤的叙述，正确的是（　　）

    A. 可致口腔炎、口唇溃疡、消化道溃疡和出血等不良反应

    B. 细胞周期非特异性抗肿瘤药

    C. 鞘内注射简便、易行、无风险

    D. 每次最大剂量不超过12mg，一日1次，5日为一疗程

    E. 嘌呤核苷酸互变抑制剂

17. 患者，男性，55岁。有消化性溃疡史20年，其间多次发作，近几个星期上腹疼痛，反酸。胃镜检查：十二指肠球部溃疡、幽门螺杆菌阳性。采用下列哪组治疗最有可能减少复发（　　）

    A. 硫糖铝+贝那替嗪+雷尼替丁

    B. 甲硝唑+奥美拉唑+阿莫西林

    C. 雷尼替丁+呋喃唑酮

    D. 奥美拉唑+多潘立酮

    E. 法莫替丁+多潘立酮+甲硝唑

18. 氢氯噻嗪用于心力衰竭的治疗，每日最大效应剂量为（　　）

    A. 90mg   B. 100mg   C. 110mg

    D. 120mg   E. 80mg

19. 喹诺酮类药物禁用或慎用于儿童和青少年，主要原因为（　　）

    A. 该类药在儿童体内生物利用度低，疗效差

    B. 该类药对儿童的软骨有危害，可抑制软骨生长

    C. 该类药不良反应较多，安全性差

    D. 该类药可致新生儿听力受损

    E. 该类药在儿童体内产生的代谢物对身体有害

20. 以下不需要增加叶酸服用量的是（　　）

    A. 服用苯妥英钠   B. 服用雌激素   C. 服用阿司匹林

    D. 服用维生素B_{12} E. 维生素C（摄取量2g以上）与叶酸同服

21. 某药物半衰期小于30分钟，治疗指数低，此药物一般的给药方式是（　　）

    A. 口服给药   B. 静脉滴注   C. 舌下含服

D.经皮给药　　　　E.肠道给药

22.患者，女，60岁。诊断为缺铁性贫血，给予口服铁剂治疗，应注意的是（　　）

　　A.可以同服磷酸盐类，辅助治疗缺铁性贫血

　　B.口服碳酸氢钠，减少胃酸分泌

　　C.口服西咪替丁，减少胃酸分泌

　　D.同服胰酶，辅助治疗缺铁性贫血

　　E.减少饮用茶水等含鞣酸的饮料

23.胰岛素中加入鱼精蛋白及微量锌的目的是（　　）

　　A.收缩血管，减慢吸收

　　B.减少注射部位的刺激性

　　C.降低排泄速度，延长作用时间

　　D.增加溶解度，提高生物利用度

　　E.在注射部位形成沉淀，缓慢释放、吸收

24.氯霉素与剂量无关的最严重的不良反应是（　　）

　　A.再生障碍性贫血　B.灰婴综合征　　　　C.二重感染

　　D.骨髓抑制　　　　E.骨骼畸形

25.小剂量碘剂适用于（　　）

　　A.甲状腺功能亢进症　　　　　　　　B.防止单纯性甲状腺肿

　　C.克汀病　　　　　　　　　　　　　D.甲亢手术前准备

　　E.长期内科治疗黏液性水肿

26.关于控释片，说法正确的是（　　）

　　A.临床上吞咽困难的患者，可将片剂瓣开服用

　　B.释药速度主要受胃肠道蠕动影响

　　C.释药速度主要受胃肠pH影响

　　D.释药速度主要受胃肠排空时间影响

　　E.释药速度主要受剂型控制

27.全身作用的栓剂在直肠中最佳的用药部位（　　）

　　A.接近直肠上、中、下静脉　　　　　B.接近肛门括约肌

　　C.接近直肠上静脉　　　　　　　　　D.应距肛门口2cm处

　　E.远离直肠下静脉

28.下列不是对栓剂基质要求的是（　　）

    A.在体温下保持一定的硬度　　　　　　　　B.不影响主药的作用

    C.不影响主药的含量测定　　　　　　　　　D.与制备方法相适宜

    E.水值较高，能混入较多的水

29.下列片剂用药后可缓缓释药，维持疗效几周、几个月甚至几年的是（　　）

    A.普通缓释片　　　　B.多层片　　　　　　C.植入片

    D.包衣片　　　　　　E.肠溶片

30.奏效速度可与静脉注射媲美的是（　　）

    A.软膏剂　　　　　　B.气雾剂　　　　　　C.栓剂

    D.膜剂　　　　　　　E.滴丸

31.给药过程中存在肝首过效应的给药途径是（　　）

    A.口服给药　　　　　B.静脉注射　　　　　C.肌内注射

    D.舌下给药　　　　　E.鼻腔给药

32.下列片剂可避免肝脏首过效应的是（　　）

    A.分散片　　　　　　B.舌下片　　　　　　C.普通片

    D.溶液片　　　　　　E.泡腾片

33.普鲁卡因注射液变色的主要原因是（　　）

    A.内酯开环　　　　　B.酚羟基氧化　　　　C.酯键水解

    D.芳伯氨基氧化　　　E.金属离子络合反应

34.为显效迅速而清晨服用的药物是（　　）

    A.抗组胺药　　　　　B.抗高血压药　　　　C.抗菌药

    D.胃黏膜保护剂　　　E.血脂调节药

35.孕妇长期大量服用维生素C，胎儿出生后可出现（　　）

    A.皮肤角化症　　　　B.过敏性休克　　　　C.颅内压增高

    D.尿蛋白　　　　　　E.坏血病症状

36.由于生物钟规律而选择清晨给药的是（　　）

    A.抗抑郁药　　　　　B.驱虫药　　　　　　C.平喘药

    D.止泻药　　　　　　E.催眠药

37.氨苄西林丙磺舒分散片中丙磺舒的主要作用是（　　）

    A.增加氨苄西林的稳定性　　　　　　　　　B.增加氨苄西林的吸收

    C.延缓氨苄西林的排泄　　　　　　　　　　D.增加氨苄西林的抗菌谱

E.减小氨苄西林的耐药性

38.应用缓释茶碱的优点是（　　）

A.维持夜间有效血药浓度 B.可掰开服用

C.价格合理 D.方法适宜

E.迅速平喘

39.口服缓释制剂可采用的制备方法是（　　）

A.制成包合物 B.包糖衣

C.制成口崩片 D.制成亲水凝胶骨架片

E.制成分散片

40.不属于药物制剂化学性配伍变化的是（　　）

A.维生素C泡腾片放入水中产生大量气泡

B.头孢菌素遇氯化钙溶液产生头孢烯-4-羧酸钙沉淀

C.两性霉素B加入复方氯化钠注射液中，药物发生凝聚

D.多巴胺注射液与碳酸氢钠注射液配伍后变成粉红至紫色

E.维生素C与烟酰胺混合变成橙红色

41.注射用腺苷蛋氨酸溶解后，保存时间最长不应超过（　　）

A.6小时 B.4小时 C.8小时

D.12小时 E.24小时

42.别嘌醇与抗凝药同用时，抗凝药的效应会（　　）

A.增强 B.减弱 C.不变

D.作用时间延长 E.作用时间缩短

43.下列关于短效胰岛素使用时间的表述，正确的是（　　）

A.餐前30~60分钟给药 B.餐前15~30钟给药

C.餐中给药 D.餐后30~60分钟给药

44.去甲肾上腺素注射液宜选用哪种输液进行稀释（　　）

A.5%葡萄糖注射液250ml

B.10%葡萄糖注射液250ml

C.0.9%氯化钠注射液250ml

D.50%葡萄糖注射液250ml

45.注射用泮托拉唑钠需选用的溶剂是（　　）

A.5%葡萄糖注射液 B.10%葡萄糖注射液

C.0.9%氯化钠注射液　　　　　　　　　D.50%葡萄糖注射液

46.患者，女，13岁。1年前出现口渴、多饮、多尿症状，查餐后血糖30mmol/L，诊断为1型糖尿病，一直使用胰岛素控制血糖。需对患者进行药品储存方法的教育，下列哪些情况不会使胰岛素在短时间内失效（　　　）

　　A.冷冻　　　　　　　　　　　　　　　B.日晒

　　C.反复置于冷热环境中　　　　　　　　D.开封后仍室温保存

　　E.高温

47.下列关于膜剂概述的叙述，错误的是（　　　）

　　A.膜剂是指药物与适宜成膜材料加工成的薄膜制剂

　　B.根据膜剂的结构类型分类，有单层膜、多层膜（复合）与夹心膜等

　　C.成膜材料用量少，含量准确

　　D.吸收起效快

　　E.载药量大，适用于大剂量的药物

48.能够避免肝脏首过效应的片剂是（　　　）

　　A.舌下片　　　　　B.咀嚼片　　　　　　　C.分散片

　　D.泡腾片　　　　　E.肠溶片

49.有关栓剂的不正确表述是（　　　）

　　A.栓剂在常温下为固体

　　B.最常用的是肛门栓和阴道栓

　　C.直肠吸收比口服吸收的干扰因素多

　　D.栓剂给药不如口服方便

　　E.甘油栓和洗必泰栓均为局部作用的栓剂

50.适用于药物过敏试验的给药途径是（　　　）

　　A.静脉滴注　　　　B.肌内注射　　　　　　C.皮内注射

　　D.皮下注射　　　　E.椎管注射

二、多选题

1.以下哪类患者不适合选用片剂（　　　）

　　A.婴幼儿　　　　　B.儿童　　　　　　　　C.老年人

　　D.昏迷患者　　　　E.青少年

2.丁卡因可用于（　　　）

　　A.蛛网膜下腔阻滞　B.表面阻滞　　　　　　C.浸润阻滞

D.硬膜外阻滞　　　E.神经传导阻滞

3.长期应用糖皮质激素类药物可引起（　）

A.满月脸　　　　　　B.骨质疏松，股骨头坏死

C.水牛背　　　　　　D.身体水肿，皮肤变薄

E.高血压

4.在药物制备过程中，经常加入一些抗氧剂，以防止在制备和储存过程中被空气等因素氧化。常用的抗氧剂有（　）

A.维生素C　　　　B.亚硫酸氢钠　　　　　C.碳酸氢钠

D.硫代硫酸钠　　　E.焦亚硫酸钠

5.片剂是日常用药中使用最多的一种剂型，往往为了实现某些目的会对片剂进行包衣，比如制成肠溶片和缓释片等。进行包衣的主要目的是（　）

A.掩盖苦味、防潮

B.防止药物的配伍变化

C.实现某些特殊功能，如缓控释、肠道释放等

D.改善片剂的外观

E.加快药物的配伍变化

6.下列哪些降糖药需要在餐前服用（　）

A.格列美脲　　　　B.格列齐特　　　　　C.阿卡波糖

D.二甲双胍　　　　E.瑞格列奈

7.下列哪些药物溶剂选择正确（　）

A.多烯磷脂酰胆碱注射液+0.9%氯化钠注射液

B.血栓通注射液+0.9%氯化钠注射液

C.多烯磷脂酰胆碱注射液+5%葡萄糖注射液

D.血栓通注射液+10%葡萄糖注射液

8.下列哪些药物特殊情况给药途径正确（　）

A.肾上腺素注射液口服　　　　　　　B.白眉蛇毒血凝酶口服

C.亚叶酸钙注射液漱口　　　　　　　D.亚甲蓝注射液口服

9.下列哪些药物适宜餐前给药（　）

A.阿司匹林肠溶片　　　　　　　　　B.甲氧氯普胺片

C.多潘立酮片　　　　　　　　　　　D.雷贝拉唑钠肠溶片

E.铝碳酸镁咀嚼片

10.以下哪些药物既可内服又可外用（　　）

  A.康复新液   B.季德胜蛇药片

  C.冯了性风湿跌打药酒   D.云南白药

三、案例分析题

案例1

性别：男

年龄：10岁

临床诊断：软组织损伤，头皮挫伤

处方内容：1.注射用哌拉西林钠他唑巴坦钠　0.125g　0.125g　bid　iv gtt

     2.0.9%氯化钠注射液　250ml　250ml　bid　iv gtt

     3.碳酸钙D$_3$颗粒　0.5g　0.25g　bid　po

案例2

性别：女

年龄：44岁

临床诊断：哮喘，高血压

处方内容：1.头孢克洛胶囊　0.25g×12粒　0.25g　bid　po

     2.孟鲁司特钠片　10mg×10片　10mg　bid　po

     3.盐酸普萘洛尔片　10mg×7片　10mg　tid　po

案例3

性别：男

年龄：68岁

临床诊断：慢性心功能不全（注释：下肢水肿）

处方内容：1.地高辛片　0.25mg×10片　0.25mg　tid　po

     2.氢氯噻嗪片　25mg×30片　25mg　tid　po

     3.泼尼松龙片　5mg×30片　10mg　tid　po

案例4

性别：女

年龄：76岁

临床诊断：房颤

处方内容：1.盐酸胺碘酮片　0.2g×10片/盒　0.2g　qd　po

2. 盐酸索他洛尔片　80mg×24片/盒　80mg　bid　po

3. 达比加群酯胶囊　150mg×10粒/盒　150mg　bid　po

案例5

性别：女

年龄：28岁

临床诊断：系统性红斑狼疮，狼疮性肾炎，妊娠10周

处方内容：1. 醋酸泼尼松片　5mg　10mg　qd　po

2. 奥美拉唑肠溶胶囊　20mg　20mg　bid　po

3. 缬沙坦胶囊　80mg　160mg　bid　po

4. 硫酸羟氯喹片　0.2g　0.2g　tid　po

案例6

性别：男

年龄：59岁

临床诊断：高血压2级，冠心病

处方内容：1. 阿司匹林肠溶片　100mg×30片　30mg　qd　po

2 普伐他汀钠片　20mg×7片　40mg　bid　po

3. 氯沙坦钾片　50mg×30片　50mg　qd　po

4. 螺内酯片　20mg×30片　20mg　qd　po

5. 氯化钾缓释片　0.5g×24片　1g　tid　po

案例7

性别：男

年龄：47岁

临床诊断：2型糖尿病，高血压合并干咳

处方内容：1. 甘精胰岛素注射液　300U/3ml　15U　qd　im

2. 甘草流浸膏　100ml　10ml　tid　po

案例8

性别：女

年龄：57岁

临床诊断：牙痛（注释：癫痫病史，在服用卡马西平）

处方内容：1. 布洛芬片　0.1g×20片　0.4g　qid　po

2. 卡马西平片　0.1g×20片　0.2g　tid　po

案例9

性别：女

年龄：63岁

临床诊断：真菌性肺炎

处方内容：1.注射用两性霉素B　50mg　50mg　tid　iv gtt

2.0.9%氯化钠注射液　100ml　100ml　tid　iv gtt

案例10

性别：男

年龄：72岁

临床诊断：慢性阻塞性肺病

处方内容：1.茶碱缓释片　100mg×20片　50mg　bid　po

2.异丙托溴铵气雾剂　20μg/揿　40μg　tid　po

3.复方可待因口服溶液　120ml/瓶　10ml　tid　po

习题一参考答案

一、单选题

1.D **解析：** 硝酸甘油口服后经胃肠吸收首先要经过肝脏代谢，大大降低了药效（肝首过效应），达不到救命的效果，而舌下含服避开了肝首过效应，吸收较快，药效也不会降低。

2.D **解析：** 奥沙利铂可与氯化钠注射液中的氯离子发生取代反应，同时进行水合作用，生成二氨二氯铂及杂质，使奥沙利铂的疗效降低，不良反应增加。奥沙利铂不要与碱性药物或介质、碱性制剂等一起使用。故说明书推荐用葡萄糖注射液稀释。

3.B **解析：** 氨茶碱、苯妥英钠、利多卡因、维生素K_1等，静脉注射速度过快可能引起死亡。

4.A **解析：** 维生素C属于酸性药物，碳酸氢钠属于碱性药物，二者配伍发生反应使维生素C遭破坏失去疗效。

5.D **解析：** 维生素C具有较强的还原性，而维生素K具有一定氧化性，两药物配伍后会发生氧化还原反应，药物易导致失效，因此两药物不宜联用。

6.E **解析：** 使用芬太尼透皮贴时应避免将用药部位及周围区域直接暴露于外部热源，如加热垫、电热毯、加热灯、烤灯、高强度热光浴、热水浴等，以避免血药浓度过高。

7.C **解析：** 维生素C泡腾片直接口服会在喉咙里产生大量气体引起窒息，需用冷水或温开水溶解后服用。吡诺克辛钠滴眼液使用时需要将药盒内一片吡诺克辛钠药片溶解在药盒内专用溶剂中，待药片完全溶解后方可使用，应连续使用，并在20天内用完。氨溴索分散片是分散片制剂，可置入水中分散溶解后服用，也可将分散片含于口中吮服或吞服。诺和锐胰岛素在使用前应置于2~8℃环境冷藏保存，若开封使用后可以室温保存4周或置于2~8℃环境冷藏，保存使用时需取出回温再使用。硝苯地平缓释片（Ⅱ）为缓释片，须吞服，勿嚼碎；如需减少剂量，也可以沿片面"中心线"完整分开半片服用。

8.E **解析：** 二甲双胍胃肠道反应（恶心、呕吐、腹泻、腹痛和食欲不振等）常见，这些不良反应大多发生在开始治疗时，大多数患者通常可以自行缓解、缓慢增加剂量可提高胃肠道耐受性。因此为了减少胃肠道并发症的发生可以小剂量服用，逐渐增加剂量，或者适当调整服用时间，餐前、随餐、餐后服用，但为避免血糖太高餐后服用间隔勿太长。

9.A **解析**：短效胰岛素如普通胰岛素或门冬胰岛素可以皮下注射、静脉给药、胰岛素泵给药，静脉注射能使血糖迅速下降。中长效胰岛素和预混胰岛素需要在皮下缓慢释放，只能用于皮下注射，禁静脉注射。

10.A **解析**：脂溶性维生素注射液（Ⅱ）含有维生素 A、维生素 D_2、维生素 E、维生素 K_1 等成分，易发生氧化还原反应，需要在冷处（2 ~ 8℃）避光保存。用前 1 小时配制，24 小时内用完。

11.B **解析**：苯海索对中枢纹状体的胆碱受体有明显阻断作用；金刚烷胺促进多巴胺（DA）合成，抑制 DA 再摄取；卡比多巴是外周多巴胺脱羧酶的抑制剂，多与左旋多巴合用治疗帕金森病；溴隐亭、吡贝地尔为 DA 受体激动剂，提高 DA 受体兴奋性。

12.C **解析**：新生儿由于葡糖醛酸结合酶不足，摄入氯霉素会出现畏食、呕吐、腹胀，进而发展为循环衰竭，全身呈灰色，称为灰婴综合征。

13.A **解析**：肾上腺素不能气雾给药，以免剂量不准确导致不良反应。

14.A **解析**：由于内源性胆固醇在夜间合成增加，降血脂药应在睡前服用。因人体的肾上腺皮质激素在晨起前后分泌达峰值，服用糖皮质激素类药物可通过负反馈抑制腺垂体分泌促皮质激素，引起肾上腺皮质萎缩和功能不全的不良反应最小。白天血压明显高于夜间血压。清晨迷走神经张力最高，此时服用氨茶碱，用药效果最好，毒性最低。因为抑郁症有暮轻晨重的特点，所以 5-羟色胺再摄取抑制药氟西汀、帕罗西汀等应在早晨服用。

15.A **解析**：服药后饮酒可发生"双硫仑样反应"的药品：头孢菌素类，如头孢哌酮、头孢克洛等；咪唑类，如甲硝唑、替硝唑等；降糖药，如格列齐特、格列吡嗪等；其他，如呋喃唑酮、华法林等。

16.B **解析**：冷冻存储要求温度为 -4 ~ 0℃；阴凉处储存温度要求不超过 20℃；常温储存要求温度不超过 30℃；凉暗处存储要求温度不超过 20℃ 且避光；冷处储存要求温度范围为 2 ~ 8℃。

17.D **解析**：小剂量（每分钟按体重 0.5 ~ 2 μg/kg）多巴胺主要作用于多巴胺受体，使肾及肠系血管扩张，肾血流量及肾小球滤过率增加，尿量及钠排泄量增加；同时也能直接激动 β₁ 受体，使心肌收缩力和心搏出量增加。

18.B　**解析**：在皮肤急性期多选用溶液剂湿敷，可起到消炎作用；急性期渗液者，先用溶液剂湿敷，后用油剂；皮损处于亚急性期，可酌情选用粉剂和洗剂；慢性期皮肤增厚，多选用软膏和乳膏剂。

19.D　**解析**：缓控释制剂有特殊的渗透膜、骨架、渗透泵等结构，需整片（粒）吞服，若将其嚼碎或掰开服用将失去其缓控释特性。

20.C　**解析**：硫酸沙丁胺醇吸入用气雾剂用于预防过敏或运动引发的哮喘症状时，一般在运动前或接触过敏原前 10～15 分钟给药。

21.E　**解析**：喷雾剂系指含药溶液，乳状液或混悬液填充于特制的装置中，使用时借助手动泵的压力、高压气体、超声振动或其他方法将内容物呈雾状物释出的制剂。

22.B　**解析**：植入片是指埋植到人体皮下缓缓溶解、吸收的片剂，一般长度不大于 8mm 的圆柱体，灭菌后单片避菌包装。不经过肝脏的代谢。

23.A　**解析**：根据机体分泌糖皮质激素的时辰节律，临床给予糖皮质激素时采用的治疗方案是：日剂量上午 8 点一次给药。

24.E　**解析**：肝素适用于防治静脉血栓形成或栓塞性疾病，如心肌梗死、血栓性静脉炎、肺栓塞等，各种原因引起的弥散性血管内凝血，血液透析、体外循环、导管检查手术、介入治疗时的血管形成，以及某些血液标本或器械的抗凝处理。

25.C　**解析**：罗红霉素的剂型如果从片剂改成静脉注射剂，由于避免胃肠道的吸收，生物利用度达 100%，故剂量应该减少。

26.B　**解析**：两性霉素 B 与氯化钠注射液合用可发生盐析作用而析出沉淀，因此不宜用氯化钠注射液作溶剂。

27.C　**解析**：环丙沙星与茶碱类合用可减少后者的肝清除约 30%，使茶碱类的血浓度增高和半衰期延长而导致中毒，出现恶心、呕吐、震颤、不安、激动、抽搐、心悸等，故同用时应测定茶碱类药物血药浓度和调整剂量。

28.E　**解析**：新生儿经胃肠道及直肠给药均不可能达到预期的吸收效果，对新生儿的治疗作用有限。由于新生儿的药物吸收缓慢，肌内注射或皮下注射可在局部逐渐蓄积而产生"储库效应"。静脉给药后药物可直接进入血液循环，对危重新生儿是较可靠的给药途径。

29.D　**解析**：口服抗凝药与维生素 K 合用，维生素 K 吸收障碍或合成下降，可影响口服抗凝血药的抗凝血作用。

30.D 解析：口服剂型生物利用度高低的顺序通常为溶液剂>混悬剂>胶囊剂>片剂>包衣片。

31.B 解析：维生素C具有较强还原性，容易被氧化，且不耐热，见光分解加快，对高温也不稳定，所以要用深色瓶避光阴凉处保存。

32.C 解析：预混胰岛素中，优泌林70/30组成为30%短效胰岛素加70%中效胰岛素。选项中普通胰岛素为短效胰岛素；中效胰岛素主要有低精蛋白胰岛素（即NPH，中性精蛋白胰岛素），主要用于提供基础胰岛素，控制餐后高血糖。长效胰岛素有精蛋白锌胰岛素注射液（即PZI，鱼精蛋白锌胰岛素）和长效胰岛素类似物，该类型制剂无明显作用高峰，用于提供基础胰岛素。

33.A 解析：维生素B_6是多巴脱羧酶的辅基，可增强左旋多巴外周副作用而降低疗效。

34.C 解析：将灰黄霉素制成直径$2\sim5\mu m$的微粉后装入胶囊，用固体分散技术制备的滴丸具有吸收迅速、生物利用度高的特点。故正确答案为C。

35.B 解析：本题考查肺部感染用药。铜绿假单胞菌所致肺炎宜选哌拉西林、头孢他啶、头孢哌酮、环丙沙星等氟喹诺酮类，联合氨基糖苷类。

36.D 解析：本题考查瑞舒伐他汀钙的治疗剂量。瑞舒伐他汀钙的治疗剂量为每日$5\sim10mg$，最大起始剂量应为10mg。

37.E 解析：本题考查糖尿病的治疗。轻型糖尿病不需要首选胰岛素进行治疗。

38.D 解析：本题考查药物妊娠毒性的分级。妊娠毒性药物可分为五级，包括A、B、C、D、X级。A级药物对孕妇安全，对胚胎、胎儿无危害。B级药物对孕妇比较安全，对胎儿基本无危害。C级药物仅在动物实验研究时证明对胎儿致畸或可杀死胚胎，未在人类研究中证实，孕妇用药需权衡利弊，确认利大于弊时方能应用。D级药物对胎儿危害有确切证据，除非孕妇用药后有绝对效果，否则不考虑应用。X级药物可使胎儿异常，在妊娠期间禁止使用。抗真菌药：①两性霉素B、克霉唑、咪康唑、环吡酮胺属B级；②灰黄霉素、制霉菌素、酮康唑、氟胞嘧啶、氟康唑、伊曲康唑属C级。在妊娠的头3个月，避免使用C、D、X级药物。当孕妇出现紧急情况必须用药时，应尽量选用确经临床多年验证无致畸作用的A、B级药物。

39.E 解析：本题考查药物的正确使用方法。缓控释片剂和肠溶片均需整片吞服，不可掰开服用。

40.D　**解析：**本题考查肺炎的药物选择。甲氧西林耐药金黄色葡萄球菌所致肺炎宜选万古霉素或去甲万古霉素治疗。

41.B　**解析：**老年人在疾病诊断清楚后，配伍用药一般不宜超过4种，因为过多的同类型或具有相似不良反应的药物合并应用会加重不良反应。

42.C　**解析：**本品的不良反应主要表现为恶心、呕吐、腹泻、头晕、失眠、肌肉痉挛、疲乏等，可将服用时间调整为早晨。

43.C　**解析：**高血压合并支气管哮喘的时候不宜选用β受体阻滞剂，因为该类药物可增加气道阻力，使支气管哮喘加重。普萘洛尔为典型β受体阻断药，故选C。

44.D　**解析：**卡比多巴是一种外周脱羧酶抑制剂，不易进入神经中枢。只能抑制外周左旋多巴转化为多巴胺，增加循环中左旋多巴的含量。

45.D　**解析：**硫酸氨基葡萄糖钾胶囊，建议进餐时或餐后服用，可减少患者胃肠道不适。

46.A　**解析：**腺苷钴胺推荐给药途径为肌内注射，腺苷钴胺遇光易分解，溶解后要尽快使用，不宜静脉滴注。

47.C　**解析：**莫西沙星禁用于18岁以下的患者。

48.A　**解析：**肝功能不全的患者要慎重选用药物，禁用或慎用损伤肝的药物，而地西泮、异烟肼、氯霉素都会造成严重的肝毒性，地高辛不是通过肝脏代谢且通过肾脏排泄，对肝脏功能影响小。

49.D　**解析：**青霉素类、局麻药以及生物制品在给药前均需要皮试。

50.B　**解析：**某些抗菌药物，如大环内酯类的红霉素、罗红霉素、克拉霉素，喹诺酮类的依诺沙星、环丙沙星、氧氟沙星、左氧氟沙星、克林霉素、林可霉素等可抑制肝药酶，降低茶碱清除率，增高其血药浓度，出现不良反应。

二、多选题

1.ABCD　**解析：**氨苄西林与葡萄糖配伍容易出现浑浊。苯妥英钠为弱酸强碱盐，与酸性葡萄糖注射液配伍可析出苯妥英沉淀。奈达铂在葡萄糖注射液中不稳定可析出。阿昔洛韦为弱碱强酸盐，与葡萄糖注射液配伍后可析出沉淀。多烯磷脂酰胆碱严禁用电解质溶液稀释，只能用不含电解质的葡萄糖溶液稀释。

2.CE 解析：四环素与含钙盐的溶液在中性或碱性下形成螯合物而产生沉淀；头孢类抗生素与Ca^{2+}、Mg^{2+}等离子会产生头孢烯-4-羧酸钙或镁的沉淀。两性霉素B注射液为胶体分散系统，在大量电解质的溶液中能被电解质盐析出来，使胶体粒子凝聚而产生沉淀，属于物理配伍变化。

3.ABC 解析：地塞米松磷酸钠注射液，注射用糜蛋白酶，庆大霉素注射液三种药物均无雾化剂型且不适合雾化。《雾化吸入疗法合理用药专家共识（2019年）》中明确指出不推荐传统"呼三联"方案（地塞米松磷酸钠注射液、庆大霉素、糜蛋白酶）。"呼三联"药物无相应雾化吸入制剂，无充分安全性证据，且剂量、疗程及疗效均无统一规范。

4.BC 解析：阿昔洛韦口服吸收差，15%～30%由胃肠道吸收；由肾小球分泌而排泄，肾功能不全者使用阿昔洛韦需按肌酐清除率调整剂量；病毒性脑膜炎常见病原体为肠道病毒、单纯疱疹病毒及带状疱疹病毒，肠道病毒所致脑膜炎无特效抗病毒药物，一般给予对症综合治疗，而单纯疱疹病毒及带状疱疹病毒所致脑膜炎推荐使用阿昔洛韦注射剂治疗；阿昔洛韦所致神经系统不良反应罕见，一般不做常规监护。

5.ABCD 解析：在制备药物或输液时，产生沉淀的原因主要包括：①注射液溶剂组成改变；②电解质的盐析作用；③pH改变；④直接反应。氧化变色属于药物配伍变化的原因之一，但并不会产生沉淀。

6.ABDE 解析：鼻黏膜内的丰富血管和鼻黏膜的渗透性大有利于吸收；可避开肝首过效应、消化酶的代谢和药物在胃肠液中的降解；吸收程度和速度有时和静脉注射相当，部分药物的鼻腔给药替代口服或注射，具有巨大潜力；鼻腔给药方便易行；多肽类药物适于鼻黏膜给药。

7.ABCD 解析：使用头孢哌酮舒巴坦时应注意以下几点：对青霉素类抗生素过敏者慎用；用药过程中密切观察患者的不良反应，及时对症治疗；肝肾功能减退及严重的胆道梗阻患者，使用时应调整用量与给药时间，并监测血药浓度；部分患者应用期间可引起维生素K缺乏、凝血酶原血症。用药期间应监测出血时间、凝血酶原时间等，同时可给予维生素K可预防出血现象的发生；如果长时间应用应定期检查肝功、肾功、血液等，对新生儿尤其是早产儿特别重要，同时预防二重感染；用药期间应禁酒及含有乙醇的饮料，不用含乙醇的药物。

8.ABCD **解析**：辛伐他汀片经CYP3A4代谢，而伊曲康唑为CYP3A4酶抑制剂，其会抑制辛伐他汀的代谢，从而增加辛伐他汀的血药浓度，增加其发生横纹肌溶解的风险。

9.AD **解析**：酸性药物中毒时，例如巴比妥和水杨酸类药物，可以给予碳酸氢钠碱化尿液，促进肾小管的重吸收，使药物在尿液中的排泄增加，以缓解中毒症状。

10.BCD **解析**：葡萄柚汁抑制CYP3A4活性，引起许多药物生物利用度增加：钙通道阻滞剂（维拉帕米、地平类）、免疫抑制剂（环孢素）、他汀类降脂药、镇静催眠药（三唑仑、地西泮）等。葡萄柚汁对氨氯地平没有影响。

三、案例分析题

案例1

处方存在问题：用法用量不适宜。

处方解析：缓释剂型掰开服用，破坏了剂型结构，导致达不到缓释效果，会造成血糖一过性降低而达不到控制血糖一天平稳降低的效果。

干预意见：建议医生重新开具处方，调整用法用量，格列齐特缓释片整片服用，或者重新计算药物剂量，开具可以掰开服用的格列齐特片。

案例2

处方存在问题：药品剂型不适宜。

处方解析：磷酸奥司他韦胶囊说明书中给出了1岁以上儿童用量（体重 ≤15kg，30mg，每日2次），考虑到胶囊剂型对于儿童吞咽不太合适，且用量为1/3粒，需要将胶囊掰开服用1/3药物，对于操作性以及服用剂量难以把握。

干预意见：推荐使用颗粒剂型。

案例3

处方存在问题：用法用量不适宜；遴选药品不适宜。

处方解析：沙格列汀片属于二肽基肽酶4（DPP-4）抑制剂，是一种新型降糖药，推荐剂量5mg，每日1次，服药时间不受进餐影响。沙格列汀片不得切开或掰开服用。

干预意见：可以选用最小剂量的沙格列汀；合并ASCVD的2型糖尿病患者首选二甲双胍和SGLT-2抑制剂的联合方案。

案例4

处方存在问题：用法用量不适宜。

处方解析：硝苯地平控释片属于长效药，每日1次即可，若血压控制不佳，可增加单次剂量到60mg；替米沙坦属于血管紧张素Ⅰ受体阻断剂，每日1次即可，若诊断为肾性高血压或难治性高血压，可每日2次。

干预意见：建议调整药品使用剂量，同时增加治疗高尿酸血症的药物，如非布司他、苯溴马隆等。

案例5

处方存在问题：给药途径不适宜；存在药物相互作用。

处方解析：格列美脲片未注明给药途径。格列美脲片应与早餐或当天的第一顿主餐一起服用。阿司匹林肠溶片的吸收易受胃pH变化影响，建议与食物间隔服用，宜在餐前或睡前口服。磺脲类与阿司匹林合用会相互竞争血浆蛋白，导致低血糖。

干预意见：更换药品，避免磺脲类降糖药与阿司匹林肠溶片合用。

案例6

处方存在问题：①存在配伍禁忌；②联合用药不适宜。

处方解析：环丙沙星可与钙离子形成不溶性络合物，使钙剂活性丧失；碳酸氢钠能够改变胃肠道、尿道的pH，降低环丙沙星的抗菌作用，同时碱化尿液会减少环丙沙星在尿液中的溶解度，导致结晶尿和肾毒性。

干预意见：更换其他类型抗菌药物。

案例7

处方存在问题：选择溶剂不适宜，存在配伍禁忌。

处方解析：兰索拉唑是含有吡啶环与苯并咪唑环的亚砜类活性物质，具有亚磺酰基，是脂溶性弱碱性化合物，其水溶液不稳定；而5%葡萄糖注射液pH为3.5~5.5，呈弱酸性，pH降低会造成其不稳定性增加，分解速度加快，因此该处方选择溶剂不适宜，存在配伍禁忌。

干预意见：避免与0.9%氯化钠注射液以外的液体和其他药物混合，用100ml溶剂稀释。

案例8

处方存在问题：①用药与诊断不相符：无适应证用药；②重复用药。

处方解析：依帕司他片用于治疗糖尿病神经性病变，而该患者诊断为糖尿病视网膜病变，用药与诊断不符。新癀片、对乙酰氨基酚片有重复给药情况：新癀片含有吲哚美辛成分，同时服用本品时不宜再服用其他非甾体抗炎药，如阿司匹林、布洛芬、双氯芬酸、对乙酰氨基酚等。

干预意见：改用羟苯磺酸钙胶囊用于视网膜病变，避免多种非甾体抗炎药合用。

案例9

处方存在问题：①双氯芬酸钠缓释片剂量、用法不正确；②塞来昔布胶囊、双氯芬酸钠缓释片有重复给药情况；③塞来昔布胶囊有用药禁忌。

处方解析：①双氯芬酸钠缓释片用法用量错误，该药为缓释制剂，必须整片吞服，不可分割或咀嚼；②塞来昔布胶囊、双氯芬酸钠缓释片化学成分均为非甾体抗炎药，存在相同作用机制，属重复给药、存在相互作用，两药合用不增加治疗效果，反而增加不良反应；③塞来昔布不可用于已知对磺胺过敏者，应立即停用。

干预意见：双氯芬酸钠缓释片不可分割或咀嚼，应75mg，每日1次，口服；对于两种相同药理作用的药物，要避免重复给药。在患者，尤其特殊人群用药时，要注意用药禁忌。

案例10

处方存在问题：①盐酸胺碘酮片用药与诊断不相符；②盐酸胺碘酮片、酒石酸美托洛尔片有相互作用。

处方解析：①胺碘酮可以引起甲状腺功能异常，特别是在老年患者和有甲状腺疾病病史的患者中发生率更高，因此甲状腺功能异常者、有继往病史者不能使用胺碘酮；②盐酸胺碘酮片、酒石酸美托洛尔片药效动力学相互作用，联合用药不适宜：胺碘酮与美托洛尔联合使用，可加重对窦房结、房室结和心肌收缩力的抑制，可能会出现严重低血压、心动过缓和心脏停搏。

干预意见：既往有甲状腺疾病的患者不建议使用胺碘酮；盐酸胺碘酮片、酒石酸美托洛尔片药效动力学相互作用，一般不推荐联合使用。

习题二参考答案

一、单选题

1.C **解析**：根据药品说明书乙酰半胱氨酸应避免与抗生素在同一溶液内混合服用。

2.A **解析**：氢化可的松属于短效糖皮质激素；泼尼松、甲泼尼龙、泼尼松龙属于中效糖皮质激素；地塞米松属于长效糖皮质激素。

3.D **解析**：根据说明书替格瑞洛起始剂量为单次负荷量180mg，然后维持给药，维持剂量为每次90mg，每日两次，推荐维持治疗12个月。

4.D **解析**：阿司匹林在干燥空气中稳定，遇湿气时分子中的酯键易被水解，生成水杨酸和醋酸。因此，阿司匹林应置于密闭容器，并于干燥处保存。

5.E **解析**：青霉素G钠在酸、碱条件下均不稳定，易发生分子重排和水解，因此不能口服，需制成粉针剂，临用时现配。

6.C **解析**：阿莫西林结构中含有氧基侧链的半合成 β–内酰胺抗生素，由于侧链中游离的氨基具有亲核性，可以直接进攻 β–内酰胺环的羰基，从而引起聚合反应。

7.E **解析**：硝酸酯类制剂连续应用48～72小时后，均可发生耐药，主要与细胞内巯基消耗有关。经过一个短暂停药期（24小时）后，耐药现象可迅速消失。为避免耐药性，临床常采取偏心给药，间歇使用硝酸酯类药物，留出足够的无药物期，避免长期、连续用药产生耐药性。

8.E **解析**：鱼精蛋白锌胰岛素（PZI）为长效胰岛素，达峰时间长，作用时间持久，对于高渗昏迷及酮症酸中毒这类病情较急的疾病应静脉给予短效胰岛素控制。

9.A **解析**：根据药品说明书餐后服用影响药物吸收，故应餐前服用。

10.D **解析**：吡格列酮每日服用1次，服药与进食时间无关。二甲双胍随餐服用，阿卡波糖应在进食第一口食物后立即服用，瑞格列奈应在进餐前半小时内服用，格列本脲餐前服用。

11.C **解析**：根据药品说明书，枸橼酸肠溶胶囊为肠溶胶囊，不可打开或咀嚼后服用，应整粒吞服。

12.D　**解析**：雌二醇为天然雌激素，在肠道大部分被微生物降解，虽有少量在肠道可被迅速吸收，但在肝脏又被迅速代谢，所以口服几乎无效。

13.C　**解析**：门冬胰岛素为超短效胰岛素，普通胰岛素为短效胰岛素，甘精胰岛素为超长效胰岛素，精蛋白锌胰岛素为长效胰岛素，低精蛋白胰岛素为中效胰岛素。

14.E　**解析**：人工泪液是一种模仿人体泪液，提高眼表湿度和润滑作用，消除眼部不适，改善干眼的症状。人工泪液有水液性和凝胶状的，所列都属于人工泪液。

15.E　**解析**：药物刺激性较大时，可使泪液分泌增加而导致药液流失，不利于药物的吸收。

16.A　**解析**：根据说明书，盐酸麻黄碱滴鼻液连续使用不得超过3日，否则可产生"反跳"现象，出现更为严重的鼻塞。

17.A　**解析**：华法林能与血浆蛋白大量结合，与胰岛素联用时会竞争结合蛋白结合位点，使血液中游离胰岛素水平升高，增强降血糖作用，应减少胰岛素用量。

18.D　**解析**：糖皮质激素的疗程中，短程治疗是疗程小于1个月；中程治疗是疗程3个月以内；长程治疗是疗程大于3个月。终身替代治疗适用于原发性或继发性慢性肾上腺皮质功能减退。

19.B　**解析**：胰岛素是降血糖作用。

20.C　**解析**：糖皮质激素强的松治疗时低剂量用药剂量<0.5mg/（kg·d）；中等剂量用药剂量0.5~1.0mg/（kg·d）；大剂量用药剂量>1.0mg/（kg·d）；冲击剂量用药剂量7.5~30.0mg/（kg·d）。

21.A　**解析**：第一类精神药品注射剂，每张处方为一次常用量；缓控释制剂，每张处方不得超过7日常用量；其他剂型，每张处方不得超过3日常用量。哌甲酯用于治疗儿童多动症时，每张处方不得超过15日常用量。

22.C　**解析**：通常吸入气雾剂的微粒大小以在0.5~5μm范围内最适宜。《中国药典》2020年版四部通则规定，吸入制剂中原料药物粒度大小应控制在10μm以下，大多数应小于5μm。

23.B　**解析**：水解是药物降解的主要途径之一，易水解的药物主要有酯类（包括内酯）、酰胺类（包括内酰胺），如阿司匹林、青霉素、普鲁卡因、丁卡因、阿托品、头孢菌素、氯霉素、链霉素等。

24.C　解析：目前口服降糖药中，仅二甲双胍可用于儿童2型糖尿病，10岁及10岁以上的2型糖尿病儿童或青少年可使用，但剂量不超过每日2000mg。

25.A　解析：糖皮质激素强的松治疗时低剂量用药剂量<0.5mg/（kg·d）；中等剂量用药剂量0.5～1.0mg/（kg·d）；大剂量用药剂量>1.0mg/（kg·d）；冲击剂量用药剂量7.5～30.0mg/（kg·d）。

26.B　解析：阿仑膦酸钠为第三代双膦酸盐类，与羟磷灰石有高度亲和性。阿仑膦酸钠可进入羟磷灰石晶体中，当破骨细胞溶解晶体时，药物就会释放出来，起到抑制破骨细胞活性的作用。镁、铁制剂会影响本药吸收。

27.C　解析：哌唑嗪的主要不良反应为首剂现象，主要表现为首次给药后可导致体位性低血压、昏厥、心悸等，在直立体位、饥饿、低盐时较易发生。因此，首次给药时应将药量减少为0.5mg，并在临睡前服用。

28.C　解析：化学结构中存在与双硫仑分子结构类似的甲硫四氮唑活性基团（头孢孟多、头孢替安、头孢哌酮、头孢甲肟、头孢匹胺）或甲硫三嗪活性基团（头孢曲松）的头孢菌素类药物易发生"双硫仑样"反应。化学结构中没有这两种活性基团则不易出现"双硫仑样"反应，这类药物有头孢拉定、头孢氨苄、头孢呋辛酯、头孢克洛、头孢他啶、头孢唑肟等。

29.C　解析：妊娠4～9个月期间可以使用对乙酰氨基酚。

30.D　解析：过度摄入乙醇可增加胰岛素降糖效应，用胰岛素同时饮酒增加低血糖风险。

31.D　解析：依托泊苷和奈达铂在葡萄糖注射液中不稳定，可析出；阿昔洛韦属于弱碱强酸盐，与葡萄糖注射液配伍后可析出沉淀，宜先用注射用水溶解；氨苄西林与葡萄糖配伍容易出现浑浊。

32.B　解析：大环内酯类抗生素和四环素类抗生素酸性较强，肌内注射具有较强的局部刺激，浓度过高可引起局部刺激、炎症和坏死，故不可肌内注射，宜稀释后缓慢静脉滴注。地西泮局部吸收较差，肌内注射吸收慢而不规则、不完全，如果采用肌内注射给药不能达到有效药物浓度，起不到应有的治疗效果，因此不宜肌内注射。甲硝唑由于溶解度低，需要大量溶剂才能溶解，造成正常治疗剂量的药物溶液体积过大，不适宜肌内注射。维生素A、维生素D_2、维生素D_3属于油溶液型注射剂，在水中不溶解、不稳定或为了延缓药效而采用非水溶剂仅供肌内注射或局部注射，不得静脉给药。

33.C **解析：**普萘洛尔的别名是心得安，硝酸异山梨酯别名是消心痛。

34.D **解析：**格列美脲起始剂量为每日1mg，可视血糖控制情况逐步增加剂量，最大推荐剂量为每日6mg。

35.A **解析：**酷热天气中，栓剂可能会变得太软而无法顺利使用。在此情况下，可将栓剂放入冰箱、一杯凉水或冷自来水中，直至栓剂变硬（一般放几分钟即可）。插入栓剂前，先去掉外面的铝箔纸，尽量将栓剂推到直肠深处，但以舒适为宜。完成后，至少延迟1小时再排便。

36.B **解析：**根据儿童特点，口服给药为首选给药方式；静脉注射吸收完全，但易给儿童带来惊恐和不安；儿童皮肤薄易受刺激，不宜使用刺激性较大的品种；栓剂和灌肠虽然安全，但品种少，不能作为常用的给药方式；儿童臀部肌肉不发达，肌肉纤维柔软，血流量、肌肉量少，肌内注射后药物吸收不佳，所以不能作为常用的给药方式。

37.C **解析：**给药时机为术前0.5～2小时。

38.E **解析：**二羟丙茶碱的别名是喘定，沙丁胺醇的别名是喘乐定。

39.C **解析：**复方氯化钠注射液含有氯化钙；乳酸钠林格注射液含有氯化钙；复方醋酸钠林格注射液含有葡萄糖酸钙；复方乳酸钠葡萄糖注射液含有氯化钙。

40.E **解析：**以上药物咀嚼后在胃中形成一层保护膜，减轻胃内容物对胃壁溃疡的刺激。

41.A **解析：**滴耳剂指药物制成供滴耳用的澄清溶液或混悬液。滴耳剂一般有消毒、止痒、收敛、消炎及润滑作用。外耳道发炎时，pH多为7.1～7.8，外耳道所用的药剂最好呈弱酸性。

42.C **解析：**浓度依赖型抗菌药物一般采取一日1次给药的方式，常用的浓度依赖型抗菌药物包括氨基糖苷类、喹诺酮类、甲硝唑等。

43.A **解析：**漏服短效口服避孕药者，应在12小时内补服。

44.E **解析：**服用平喘药、双膦酸盐、抗痛风药、抗病毒药时需要多饮水。

45.C **解析：**枸橼酸莫沙必利片应饭前服用，其余药物应饭后服用。

46.E **解析：**"ac"为饭前；"am"为上午；"pm"为下午；"pc"为饭后；"hs"为睡前。

47.D **解析：**碳酸氢钠为起效快、作用强、作用短暂的抗酸药。

48.A　**解析**：胰岛素诺和灵R可供静脉给药。

49.A　**解析**：阿米卡星与强利尿药，如呋塞米合用会增强耳毒性。

50.A　**解析**：0.9%氯化钠注射液被允许作为唯一溶解吉西他滨粉末的溶液；洛铂不能用氯化钠注射液溶解，因为会增加其降解，推荐用5%葡萄糖注射液稀释；多柔比星脂质体注射液中脂质体结构在氯化钠中引起药物包封率下降，使药物外漏影响效果，因此用5%葡萄糖注射液稀释；注射用奥美拉唑钠可以用5%葡萄糖注射液或0.9%氯化钠注射液配制；多烯磷脂酰胆碱注射液只能用不含电解质的注射液（如5%葡萄糖注射液和5%木糖醇注射液）稀释。

二、多选题

1.BC　**解析**：茶中一些物质易与金属离子、蛋白质、四环素、大环内酯类和生物碱类结合。

2.AD　**解析**：服药后饮酒可发生"双硫仑样反应"的药物有甲硝唑、替硝唑、头孢哌酮、呋喃唑酮等。

3.BD　**解析**：对于药物一些常见的轻微不良反应，可以通过非药物方式处理，如便秘，增加饮食中纤维含量，多吃蔬菜；口干，吸吮糖果或者冰块，咀嚼无糖型口香糖。

4.ACE　**解析**：硝普钠为鲜红色透明粉末状结晶，易溶于水，液体呈褐色，性质不稳定，放置后或遇光时易分解，使高铁离子（Fe^{3+}）变为低铁离子（Fe^{2+}），液体变为蓝色。由于其作用迅速、强烈，消失也快，是治疗高血压危象及急性左心衰竭的常用药物。本品不能口服，应静脉给药。

5.ABCD　**解析**：局麻药使用时加入少量肾上腺素的目的：①使局部血管收缩，减少出血，延缓局麻药的吸收，减少局麻药的用量，防止局麻药中毒；②可以延长神经阻滞的作用时间，且能完善神经深层的阻滞；③可以防止血管内的局麻药浓度骤然升高，减少局麻药的中毒反应；④减少全身性不良反应的发生率，如头晕，耳鸣，舌头感到麻、苦等，防止局麻药中毒。

6.ABC　**解析**：特殊部位需要一定的药物浓度发挥局部作用，临床可见超说明书给药途径给药，如缩宫素注射液宫颈注射发挥缩血管作用，氟尿嘧啶注射液腹腔注射发挥抗肿瘤作用，米索前列醇片阴道给药引起子宫收缩而促进人工流产。封管一般用普通肝素，不用低分子肝素。

7.AB　**解析**：局麻药的不良反应如下。①局麻药本身可能引起过敏反应。

②局麻药作用于神经周围，可能造成神经损伤，称为局麻药的局部毒性反应。③局麻药用于身体局部以后也有可能吸收入血，一旦身体里面血药浓度超过机体耐受能力，就会引起全身毒性反应。全身毒性反应主要包括中枢神经系统的症状，例如耳鸣、抽搐，呼吸停止。④心脏的毒性反应。患者刚开始是以心律失常、室性早搏为多见，加重以后会出现心动过缓或者心动过速，甚至心脏骤停。其中高敏和变态反应与血药浓度无关。

8.ABD　**解析**：对于一些治疗指数低、毒性大的药物需要进行血药浓度监测，如地高辛、锂盐、茶碱、氨基糖苷类抗生素和一些抗心律失常药物。

9.CE　**解析**：按照世界卫生组织国际药物监测合作中心的规定，药物不良反应（advance drug reactions，ADR）是指正常剂量的药物用于预防、诊断、治疗疾病或调节生理功能时出现的有害的和与用药目的无关的反应。包括副作用、毒性反应、后遗效应、继发反应、过敏反应、特异质反应等。其中副作用、毒性反应、后遗效应、继发反应常和剂量有关，可以预测，发生率高而死亡率低；过敏反应、特异质反应常和剂量无关，难以预测，发生率低而死亡率高。

10.AB　**解析**：注射用门冬氨酸鸟氨酸溶剂配伍要求最终使门冬氨酸鸟氨酸浓度不超过2%，浓度过大加重消化道反应，如恶心、呕吐、腹胀等。溶剂可选择0.9%氯化钠注射液，5%、10%葡萄糖注射液。

三、案例分析题

案例1

处方存在问题：用法用量不适宜；存在相互作用。

处方解析：阿奇霉素片处方剂量、用法不正确，单次处方总量不符合规定。阿奇霉素的半衰期较长，故不应该每日给药2次，应改为每日给药1次，每次0.5g（2片）。阿奇霉素片、华法林钠片有相互作用，合用可增强华法林抗凝作用。

干预意见：调整阿奇霉素片的用法用量，或改服与华法林无相互作用的药物，比如头孢克洛缓释片。

案例2

处方存在问题：用法用量不适宜；给药途径不适宜；存在相互作用。

处方解析：多糖铁复合物胶囊给药频次不适宜：成人应每日1次，每次口服1~2粒。蔗糖铁注射液选用剂型与给药途径不适宜：蔗糖铁注射液不能肌内注射给药；蔗糖铁注射液只能通过静脉途径给药，可以通过静脉滴注、缓慢静脉注射或直接进入透析机的静脉端。多糖铁复合物胶囊、蔗糖铁注射液有相互作用情况：多糖铁复合物胶囊、蔗糖铁注射液均为铁剂，和所有非肠道铁剂一样，蔗糖铁注射液会减少口服铁剂的吸收，所以注射铁剂不能与口服铁剂同时使用。口服铁剂的使用应该在注射完蔗糖铁注射液5天后开始。

干预意见：调整多糖铁复合物胶囊的给药次数，不同时使用口服铁剂和静脉用铁剂。

案例3

处方存在问题：给药途径不适宜。

处方解析：甲硝唑片选用剂型与给药途径不适宜：将甲硝唑片剂作为阴道栓使用，药物崩解所需条件不足，药物不能在局部形成有效浓度，同时由于片剂所使用的辅料在阴道不能有效地分解从而导致局部杂质聚集，可能引发新的炎症反应。患者明确诊断为细菌性阴道炎，建议应选用甲硝唑片口服，或者选用甲硝唑栓阴道上药。康妇消炎栓给药途径不适宜：康复消炎栓正确给药途径应为直肠给药，上药深度距肛门口2cm为宜。

干预意见：调整甲硝唑片和康妇消炎栓这两种药品的给药途径。

案例4

处方存在问题：用法用量不适宜；重复给药；配伍禁忌。

处方解析：阿托伐他汀钙片剂量、用法不正确，单次处方总量不符合规定：阿托伐他汀钙片应为一日1次。铝镁匹林片（Ⅱ）、阿司匹林肠溶片有重复给药情况：铝镁匹林片（Ⅱ）每片含有阿司匹林81mg，与阿司匹林肠溶片100mg合用，剂量过大，增加出血风险。盐酸曲美他嗪片有用药禁忌：帕金森患者禁用曲美他嗪。

干预意见：调整阿托伐他汀钙片的用法用量，选用铝镁匹林片和阿司匹林肠溶片中的其中一种，停用曲美他嗪片。

案例5

处方存在问题：无适应证用药；用法用量不适宜；选择溶剂不适宜。

处方解析：临床诊断中无感染诊断，无需使用抗菌药物。注射用盐酸去甲万古霉素剂量、用法不正确，单次处方总量不符合规定：注射用盐酸去甲万古霉素给药频次不合理，应改为每日2～3次。溶剂的选择、用法用量不适宜：0.9%氯化钠注射液用量不足，0.8g去甲万古霉素应该选用250ml的溶剂。

干预意见：完善诊断内容，调整抗生素的用法用量及溶剂使用量。

案例6

处方存在问题：给药次数不适宜；用法用量不适宜；存在用药禁忌证。

处方解析：氯沙坦钾片给药频次不应为每日2次，应为每日1次。甲硝唑片剂量、用法不正确，单次处方总量不符合规定：甲硝唑用于治疗厌氧菌感染，每日0.6~1.2g，分3次服，应为每日3次。存在用药禁忌：氯沙坦钾片存在用药禁忌，妊娠高血压禁用ACEI类、ARB类，但钙拮抗剂、利尿剂和β受体阻滞剂可以权衡利弊使用；甲硝唑片的说明书中明确说明孕妇及哺乳期妇女禁用，且本患者的临床诊断中无甲硝唑的适应证。

干预意见：停用甲硝唑片，停用氯沙坦钾片，选用钙拮抗剂、利尿剂或β受体阻滞剂等。

案例7

处方存在问题：用法用量不适宜；存在用药相互作用。

处方解析：盐酸美金刚片给药剂量、频次不适宜：中度肾功能不全的患者，美金刚的剂量减至每日10mg；治疗开始至少7天后，患者可以很好耐受，可调整给药方案，增加至每日20mg。每日最大给药剂量20mg，每日1次。盐酸美金刚片、盐酸金刚烷胺片有相互作用情况：美金刚与金刚烷胺在化学结构上都是N–甲基–D–天门冬氨酸（NMDA）拮抗剂，合用易发生药物中毒性精神病，应避免合用。

干预意见：调整给药剂量和频次，监测患者耐受情况。

案例8

处方存在问题：重复用药；存在用药禁忌证。

处方解析：草乌甲素片、盘龙七片有重复给药情况：草乌甲素片和盘龙七片均含有乌头类生物碱，联合使用中毒风险增加。盘龙七片有用药禁忌：高血压患者忌用盘龙七片。

干预意见：停用盘龙七片。

案例9

处方存在问题：处方开具类型错误；药品遴选不适宜。

处方解析：氯硝西泮片是精二药品，不能用普通处方开具，应使用精二处方单独开具。吡格列酮二甲双胍片（15mg/500mg）遴选药品不适宜，吡格列酮慎用于骨质疏松的患者，因为会使骨折风险增加，尤其是女性。

干预意见：单独开具精二药品，可直接选用二甲双胍片代替吡格列酮二甲双胍片。

案例 10

处方存在问题：联合用药不适宜；遴选药品不适宜。

处方解析：盐酸帕洛诺司琼注射液、醋酸地塞米松注射液存在配伍禁忌，联合用药不适宜。该患者化疗药物的催吐风险为轻度，根据《肿瘤治疗相关呕吐防治指南》推荐，无联合使用激素和 5HT$_3$ 受体拮抗剂的必要性。而且该患者为儿童，不建议应用激素治疗，可选择 5HT$_3$ 受体拮抗剂单一预防或治疗。盐酸帕洛诺司琼注射液有用药禁忌：在 18 岁以下患者中应用的安全性和有效性尚未经研究确定。该患者 11 岁，可使用具备儿童适应证的盐酸托烷司琼注射液。

干预意见：停用醋酸地塞米松注射液，用盐酸托烷司琼注射液代替盐酸帕洛诺司琼注射液。

习题三参考答案

一、单选题

1.E **解析**：极量即最大有效剂量，系指药物既能发挥最大疗效又不致引起中毒反应的最大剂量。

2.A **解析**：药物对胎儿致畸的敏感周是怀孕第5周到12周期间。

3.A **解析**：普鲁卡因的浸润麻醉作用属于局部作用，其他选项属于全身作用。

4.C **解析**：药物的作用性质与给药途径有关。

5.A **解析**：紧急情况需要药物最快发生药效，静脉注射起效最快。

6.A **解析**：易发生水解反应的药物主要有酯类（包括内酯）和酰胺类（包括内酰胺）等。

7.A **解析**：鼻腔给药系统受微球粒径限制，分子量大的药物透过性差。E选项容易引起争议，目前认为亲水性高分子材料与鼻黏膜接触过程中除吸收水分产生黏附作用，还使上皮细胞失水可逆收缩间隙扩大，有利于药物吸收。

8.C **解析**：在水中不稳定的药物不能制成水溶液注射液，也不能在溶液中加入抑菌剂，制成粉针剂可增加药物的稳定性，在临用前加注射用水溶解后注射。

9.A **解析**：滴眼剂系供滴眼用以治疗或诊断眼部疾病的液体制剂。塑料滴眼剂瓶的清洗处理为切开封口，用真空灌装器将滤过灭菌蒸馏水灌入滴眼剂瓶中，然后用甩水机将瓶中的水甩干，必要时用气体灭菌，然后避菌存放备用。用于眼外伤和手术后用药的眼用制剂要求绝对无菌，不允许加入抑菌剂，按注射剂要求进行单剂量安瓿包装，滴眼剂每个容器的装量，除另有规定外，应≤10ml。

10.A **解析**：眼膏剂是专供眼用的灭菌软膏剂，与滴眼剂相比疗效持久。

11.B **解析**：对乙酰氨基酚常规剂量下的不良反应很少，少见恶心、呕吐、出汗、腹痛、皮肤苍白等。

12.C **解析**：注射用青霉素钠为白色结晶性粉末，临用前加入适宜的溶剂溶解配制成注射液再使用。

13.D **解析**：红霉素、磺胺甲噁唑、异烟肼、卡马西平、苯巴比妥、地西泮等分子量较小或脂溶性较高的药物，从乳汁排出量较大，可使新生儿体内血药浓度达到或接近母体血药浓度。

14.D **解析**：与铁剂合用，可影响四环素类药、氟喹诺酮类、青霉胺及锌剂的吸收。与维生素C同服，可增加铁剂的吸收。

15.A **解析**：老年人因血浆游离性药物增多引起出血的危险，因此使用华法林时剂量应酌减。

16.A **解析**：甲氨蝶呤为二氢叶酸还原酶抑制剂，属于细胞周期特异性抗肿瘤药。鞘内注射后可出现惊厥、麻痹症、格林–巴利综合征、脑脊液压力增加。治疗脑膜白血病：鞘内注射，一次$6mg/m^2$，成人，一次$5\sim12mg$，最大不超过$12mg$，一日1次，5日为一疗程；预防用药：一次$10\sim15mg$，每隔$6\sim8$周1次。可出现口腔炎、口唇溃疡、咽喉炎、恶心、呕吐、食欲减退、畏食、腹痛、腹泻、黑便、肠炎、消化道溃疡和出血等不良反应。故答案是A。

17.B **解析**：根除幽门螺杆菌的常用治疗方案如下。

质子泵抑制剂+克拉霉素（0.5g）+阿莫西林（1g），每日2次，共7日；

质子泵抑制剂+克拉霉素（0.5g）+甲硝唑（0.4g），每日2次，共7日；

质子泵抑制剂+阿莫西林（1g）+甲硝唑（0.4g），每日2次，共7日；

铋制剂+阿莫西林（1g）+甲硝唑（0.4g），每日2次，共14日；

铋制剂+四环素（0.75g或1g）+甲硝唑（0.4g），每日2次，共14日；

质子泵抑制剂+铋制剂+甲硝唑（0.4g）+四环素（1g），每日2次，疗程$7\sim14$日。

18.B **解析**：噻嗪类利尿剂仅适用于有轻度液体潴留、伴高血压而肾功能正常的心衰患者。氢氯噻嗪每日100mg已达最大效应，再增量并不增效。

19.B **解析**：喹诺酮类药物对多种幼龄动物负重关节的软骨有损伤作用，临床研究发现儿童用药后可出现关节痛和关节水肿。

20.D **解析**：叶酸药物相互作用：①维生素C与叶酸同服，可抑制叶酸在胃肠中吸收，大量的维生素C会加速叶酸的排出，所以，摄取维生素C在2g以上的人必须增加叶酸用量；②正使用苯妥英钠（抗癫痫药），或服用雌激素、磺胺类药物、苯巴比妥类药物（安眠药与镇静药）、阿司匹林时，应该增加叶酸的摄取量。

21.B　**解析：**半衰期小于30分钟，维持药物有效治疗浓度有较大困难。治疗指数低的药物一般要静脉滴注给药；治疗指数高的药物也可分次给药，但维持量要随给药间隔时间的延长而增大，这样才能保证血药浓度始终高于最低有效浓度。

22.E　**解析：**口服铁剂与制酸药如碳酸氢钠、磷酸盐类及含鞣酸的药物或饮料同用，易产生沉淀而影响吸收。本品与西咪替丁、去铁胺、二巯丙醇、胰酶、胰脂肪酶等同用，可影响铁的吸收；与维生素C同服，可增加本品吸收，但也易致胃肠道反应，故答案是E。

23.E　**解析：**胰岛素中加入碱性蛋白及微量锌，可在注射部位产生沉淀，缓慢释放、吸收。

24.A　**解析：**氯霉素引起骨髓造血功能抑制，与剂量和疗程有关，及时停药，可以恢复。还可出现与剂量和疗程无直接关系的不可逆的再生障碍性贫血，发生率较低，死亡率高。因此应注意患者血常规的变化。

25.B　**解析：**小剂量碘剂作为合成甲状腺素的原料，补充摄入的不足，用于治疗单纯性甲状腺肿。

26.E　**解析：**控释制剂是指在规定释放介质中，按要求缓慢恒速或接近恒速释放药物。

27.D　**解析：**栓剂给药后的吸收途径有两条：通过直肠上静脉进入肝，进行代谢后再由肝进入体循环；通过直肠下静脉和肛门静脉，经髂内静脉绕过肝进入下腔大静脉，再进入体循环。栓剂塞入距肛门口约2cm处为宜。

28.A　**解析：**理想的栓剂基质应达到以下要求：①在室温下有适当的硬度，塞入腔道时不变形亦不碎裂，在体温下易软化、熔融或溶解；②与主药无配伍禁忌，不影响主药的作用，无毒性，无过敏性，对黏膜无刺激性，不影响主药的含量测定；③熔点与凝固点相距较近，具润湿与乳化能力，水值较高，能混入较多的水；④在贮藏过程中不易霉变且理化性质稳定等。

29.C　**解析：**植入片是将无菌药片植入皮下后缓缓释药，维持疗效几周、几个月直至几年的片剂。避孕植入片已获得较好的应用效果。

30.B　**解析：**吸入气雾剂的吸收速度很快，不亚于静脉注射，主要是因为肺部吸收面积巨大，肺泡囊的总表面积可达$70 \sim 100m^2$，且肺部毛细血管丰富、血流量大，细胞壁和毛细血管壁的厚度只有$0.5 \sim 1\mu m$，转运距离极短，故药物到达肺泡囊即可立即起效。栓剂、软膏剂、膜剂、滴丸剂的吸收过程相对较慢，有明显的吸收相。

31.A　**解析：** 口服给药经胃肠道吸收后进入肝脏，从而存在首过效应。

32.B　**解析：** 将舌下片置于舌下，药物经黏膜直接吸收，不经胃肠道吸收，可避免肝脏对药物的首过效应。其他选项的片剂均经胃肠道吸收。

33.D　**解析：** 普鲁卡因变色的主要原因是其结构中的芳伯氨基容易发生氧化反应。在 pH 较高或温度较高的环境下，氧化反应更加显著，这是因为芳伯氨基的氧化导致对氨基苯甲酸的形成，后者可进一步脱羧生成有毒的苯胺，苯胺在光线和氧化剂的作用下会进一步氧化形成有色物质，从而导致溶液变黄，这种变色不仅降低普鲁卡因的麻醉效果，还可能产生对人体有害的毒素。

34.B　**解析：** 清晨空腹时胃基本排空，药物迅速到达小肠，吸收快，显效迅速，某些作用于肠道的药物也可以迅速入肠道并保持较高浓度，较好地发挥药效。药物应对胃无强烈刺激性，如肾上腺皮质激素、长效降压药、利尿药、抗抑郁药等。

35.E　**解析：** 孕妇如果每日过量摄入（超过 1000mg）维生素 C，会影响胚胎发育，因为大剂量的维生素 C 易使体内形成"酸性体质"，这不利于生殖细胞的发育，而且长期过量摄入还会使胎儿在出生后患坏血病。

36.A　**解析：** 抑郁症表现为晨重暮轻，结合这个规律，应选择清晨给药。

37.C　**解析：** 丙磺舒可延缓氨苄西林的排泄，显著延长氨苄西林的体内半衰期，提高血药浓度 30%～40%。

38.A　**解析：** 茶碱的缓释或控释制剂具有下列特点：①血药浓度稳定，峰值与谷值之间差异不大；②作用持续时间长，对慢性反复发作性哮喘与夜间哮喘有较好的疗效；③胃肠道刺激减小，患者易耐受。

39.D　**解析：** 利用溶出原理达到缓释作用的方法很多，包括制成溶解度小的盐或酯、控制粒子大小及将药物包藏于具有缓释作用的骨架材料中等。

40.C　**解析：** 维生素 C 泡腾片放入水中产生大量气泡是由泡腾剂产生的，有利于片子的崩解，是利用化学配伍的变化。多巴胺注射液与碳酸氢钠、维生素 C 与烟酰胺配伍变色，是因为发生氧化，属于化学性配伍变化。头孢菌素遇氯化钙溶液产生生头孢烯 -4- 羧酸钙沉淀，也是化学性配伍变化。两性霉素 B 注射液为胶体溶液，加入大量氯化钠会使其因盐析作用而令胶体粒子凝聚产生沉淀，属于物理配伍变化。

41.A　**解析**：注射用腺苷蛋氨酸需室温贮存，未拆封的注射粉针可保存24个月，注射粉剂溶解后只能保存6小时。

42.A　**解析**：别嘌醇片与抗凝药如双香豆素、茚满二酮衍生物等同时服用时，抗凝药的药效会增强，应注意调整抗凝药的用量。

43.B　**解析**：为了留出胰岛素吸收和发挥作用的时间，在使用短效胰岛素时，多采用餐前15～30分钟注射的方法。

44.A　**解析**：去甲肾上腺素分子结构中具有儿茶酚结构，性质不稳定，接触空气或受日光照射，极易被氧化变质，生成红色的去甲肾上腺素红，碱性条件下加速氧化，中性及酸性条件下也易发生氧化，但相对碱性下较稳定，微酸性时稳定性最好，因此去甲肾上腺素宜选用偏酸性的5%葡萄糖注射液或葡萄糖氯化钠注射液配伍后静脉滴注。

45.C　**解析**：注射用泮托拉唑钠对pH敏感，水溶液不稳定，与葡萄糖氯化钠注射液配伍后液体变成黄色。注射用泮托拉唑钠应选择100～250ml的0.9%氯化钠注射液稀释供静脉滴注，要求15～60分钟内滴完。本品溶解和稀释后必须在4小时内用完，禁止用其他溶剂或其他药物溶解和稀释。

46.D　**解析**：未开封的胰岛素要注意避光和冷藏，应放在2~8℃的冰箱内保存，不要放在冷冻室。放在冰箱冷藏的胰岛素在第一次使用前应放在室内回温一下，再把笔芯装入注射器，在室温下保存，不可以再放入冰箱冷藏。已开封的胰岛素注射液可以室温保存，在温度不超过25℃的情况下，保存期限是28天左右，不能将胰岛素反复置于冷热环境中，这样做容易导致胰岛素失效。胰岛素一定要避光保存。

47.E　**解析**：膜剂的特点为体积小，重量轻，携带、运输和使用方便；工艺简单，无粉尘飞扬；成膜材料用量少，含量准确；稳定性好；制成多层复合膜可避免配伍问题；既可速效，也可控释。缺点是载药量低，只适用于剂量小的药物。

48.A　**解析**：舌下片系指置于舌下能迅速溶化，药物经舌下黏膜吸收发挥全身作用的片剂。舌下片中的药物与辅料应是易溶性的，主要适用于急症的治疗。由于舌下片中的药物未经过胃肠道，所以可以避免药物受胃肠液酸碱性的影响以及酶的破坏，同时也避免了肝脏对药物的首过效应，如硝酸甘油舌下片用于心绞痛的治疗，吸收迅速、起效很快。

49.C　**解析**：栓剂系指药物与适宜基质混合制成的专供人体腔道给药的

一种固体制剂，分为肛门栓、阴道栓和尿道栓等，最常用的是肛门栓和阴道栓。栓剂给药一般为肛门、阴道和尿道，不如口服方便，但其吸收比口服干扰因素少。甘油栓和洗必泰栓均为局部作用的栓剂。

50.C　解析：注射剂的给药途径包括：皮下注射、皮内注封、肌内注射、静脉注射和静脉滴注、椎管注射。皮下注射系于真皮和肌内之间，药物吸收速度稍慢，注射剂量通常为 1～2ml，皮下注射剂主要是水溶液。皮内注射系注于表皮和真皮之间，一次注射量在 0.2ml 以下，常用于过敏性试验或疾病诊断，如青霉素皮试等。肌内注射剂 5ml 以下，水溶液、油溶液均可肌内注射。静脉注射和静脉滴注，前者用量少，一般每次 5~50ml，后者用量大，除另有规定外，一般每次不小于 100ml，多至数千毫升。椎管循环较慢，一般注射量不超过 10ml。

二、多选题

1.AD　解析：对于婴幼儿、昏迷患者以及吞咽困难的老年人不适合服用片剂。

2.ABDE　解析：丁卡因局麻能透过黏膜，主要用于黏膜麻醉。作用迅速，1～3分钟即生效，维持 2～3 小时。因毒性较大，一般不用于浸润麻醉。

3.ABCDE　解析：长期应用糖皮质激素可引起钠、钾等电解质紊乱及糖类、蛋白质、脂肪等代谢紊乱。常见的临床表现有向心性肥胖（满月脸、水牛背）、高血压、低血钾、乏力、肌肉萎缩、皮肤变薄、脸部痤疮、身体多毛等。长期应用糖皮质激素可减弱身体抵抗力，阻碍组织修复及延缓组织愈合，还容易引起骨质疏松，甚至股骨头坏死。如果幼儿时期长期应用糖皮质激素类药物，还有可能抑制生长发育。

4.BDE　解析：药物制剂中常用抗氧剂：亚硫酸钠、亚硫酸氢钠、焦亚硫酸钠和硫代硫酸钠。

5.ABCD　解析：包衣的目的：掩盖苦味，防潮，防止药物的配伍变化，改善片剂的外观，实现某些特殊功能，如缓控释、肠道释放等。包衣的目的不包括：加快药物的配伍变化。

6.ABCE　解析：格列美脲：早餐前或第一次主餐前即刻给药；格列齐特：餐前半小时服；瑞格列奈：主餐前 0～30 分钟服，多在餐前 15 分钟；二甲双胍：进餐时服用，如有胃部不适可以改为饭后服用；阿卡波糖：用餐前即刻整片吞服或与前几口食物一起。

7.BCD **解析**：多烯磷脂酰胆碱严禁用电解质溶液稀释，只能用不含电解质的葡萄糖溶液稀释。血栓通注射液静脉滴注推荐用10%葡萄糖注射液，静脉注射可用0.9%氯化钠注射液稀释。

8.ABCD **解析**：临床常用肾上腺素注射液稀释液配合白眉蛇毒血凝酶用于消化道止血；用亚叶酸钙注射液漱口减轻抗肿瘤药物氟尿嘧啶对口腔黏膜的副作用；亚甲蓝注射液口服用于消化道穿孔的显影。

9.ABCD **解析**：餐前给药避免食物对药物的影响，还可影响药物起效时间、作用部位及药效的发挥。如阿司匹林肠溶片因为剂型需要辅料肠溶衣需要快速到达肠道药物才能被溶解释放起效；甲氧氯普胺、多潘立酮片及雷贝拉唑钠肠溶片等促动力药及抑制胃酸分泌药空腹服用吸收好。

10.ABCD **解析**：康复新液内服辅助治疗胃出血、胃溃疡和十二指肠溃疡，促进溃疡愈合，外用于外伤、烧烫伤、溃疡等创面；季德胜蛇药片具有清热解毒，消肿止痛作用，可内服或外用于毒蛇、毒虫咬伤；冯了性跌打镇痛药酒具有祛风除湿，活血止痛功效，可内服或外用，用于风寒湿痹，跌扑损伤；云南白药具有化瘀止血、活血止痛、解毒消肿功效，可内服或外用，用于跌打损伤、吐血、咳血及疮疡毒肿等。

三、案例分析题

案例1

处方存在问题：无适应证用药。

处方解析：无感染指征选用抗生素为无适应证用药，且抗生素使用级别过高，如发生伤口感染建议使用一代头孢类抗生素或口服青霉素类抗生素。碳酸钙D_3颗粒同样是无适应证用药，该患者无使用碳酸钙D_3颗粒的相关诊断。

干预意见：完善诊断或不使用钙剂。

案例2

处方存在问题：用药与诊断不符；用法用量不适宜；存在配伍禁忌。

处方解析：头孢克洛胶囊适用于敏感菌引起的感染，如中耳炎、呼吸道感染、尿道感染和鼻窦炎等，处方中无使用该药的适应证。头孢克洛胶囊成人常用量一次0.25g，一日3次。

孟鲁司特片用于哮喘和过敏性鼻炎患者，推荐用法10mg，一日1次。盐酸普萘洛尔片遴选药物不适宜，普萘洛尔为非选择性β受体阻滞剂，可诱发哮喘或气道，哮喘患者禁用。

干预意见：调整药品使用频次，停用盐酸普萘洛尔片。

案例3

处方存在问题：用法用量不适宜；联合用药不适宜；配伍禁忌。

处方解析：地高辛片剂量、用法不正确，单次处方总量不符合规定。地高辛用量过大，老年男性患者，应从小剂量0.125mg开始，必要时监测血药浓度。地高辛一日3次给药频次不正确，应该为一日1次。地高辛片、氢氯噻嗪片存在相互作用情况：氢氯噻嗪片促进K^+的排泄，容易使地高辛出现中毒现象。同时，地高辛片、泼尼松龙片也存在相互作用情况：泼尼松龙片使电解质紊乱，容易出现地高辛中毒现象。泼尼松龙片有用药禁忌：下肢水肿患者慎用泼尼松龙片。泼尼松龙片会使液体潴留，心功能不全、下肢水肿患者慎用。

干预意见：调整地高辛片的用量及频次，加强监测，停用泼尼松龙片。

案例4

处方存在问题：重复给药；存在药物相互作用。

处方解析：盐酸胺碘酮片、盐酸索他洛尔片有重复给药情况：胺碘酮用于AF的转复窦性心律后的长期维持治疗，索他洛尔用于房颤患者的室率控制，选择其一即可。盐酸胺碘酮片、盐酸索他洛尔片有相互作用情况：药物合用可能产生严重的相互作用，容易导致尖端扭转型心动过速。盐酸胺碘酮片、达比加群酯胶囊有相互作用情况：胺碘酮是p-糖蛋白酶的抑制剂，抑制达比加群的代谢，该患者年龄大于75岁，达比加群应改为110mg，一日2次。

干预意见：调整用法用量，重新遴选药品。

案例5

处方存在问题：用法用量不适宜；有使用禁忌证；存在配伍禁忌。

处方解析：缬沙坦胶囊剂量、用法不正确，单次处方总量不符合规定：缬沙坦胶囊用于狼疮性肾炎属于超说明书用药，且每日160mg、每日2次的剂量过大，说明书推荐剂量为80mg或160mg，一日1次。硫酸羟氯喹片剂量、用法不正确，单次处方总量不符合规定：硫酸羟氯喹片说明书推荐成人用法为每日400mg，分次服用，该患者一日600mg，剂量过大。缬沙坦胶囊属于妊娠用药禁忌。奥美拉唑肠溶胶囊存在用药禁忌：奥美拉唑肠溶胶囊属于妊娠C级药物，应慎用于妊娠患者。

干预意见：调整药品用法用量，停用缬沙坦胶囊，建议更换为妊娠安全级别更高的药物，如雷贝拉唑钠肠溶片。

案例6

处方存在问题：无适应证用药；用法用量不适宜；存在药物相互作用。

处方解析：氯化钾缓释片的适应证为治疗轻型低钾血症或预防性用药，在诊断中未体现该适应证。普伐他汀片说明书中的用药起始剂量为睡前一次10~90mg，并应随年龄及症状适度增减，最多不超过40mg。阿司匹林肠溶片单次剂量30mg不正确，肠溶片不适宜掰开服用，而且单剂量30mg太低，不能有效抗血小板聚集，应该单次剂量100mg。氯沙坦钾片、保钾利尿药螺内酯、补钾制剂氯化钾缓释片联合使用，易引起血清钾升高，必须使用时应注意监测血清钾水平。应确认是否临床必须联合使用，注意加强监测。

干预意见：完善诊断，调整用法用量，加强监测。

案例7

处方存在问题：用法用量不适宜；给药途径不适宜；遴选药品不适宜。

处方解析：甘草流浸膏一次2~5ml，一日6~15ml，该处方中使用剂量过大。甘精胰岛素注射液推荐给药方式为皮下注射，肌内注射不合理。甘草流浸膏有用药禁忌：患者高血压，连续使用较大剂量甘草流浸膏可出现水肿、高血压等症状，因此不建议选用该药镇咳。

干预意见：甘精胰岛素改为皮下注射给药，重新遴选合适的镇咳药。

案例8

处方存在问题：用法用量不适宜；存在药物相互作用。

处方解析：布洛芬片剂量、用法不正确，单次处方总量不符合规定：布洛芬用于解热镇痛的剂量为成人一次0.2g，该患者单次剂量过大；频次也不合要求，布洛芬用于解热镇痛的剂量为成人一次0.2g，间隔4~6小时重复用药一次，24小时不超过4次，该患者单次剂量过大，频次可按需服用。布洛芬与卡马西平有相互作用情况：布洛芬可能导致卡马西平代谢产物10,11-环氧化物血浆浓度升高，引起卡马西平不良反应，合用注意监测卡马西平血浆水平。

干预意见：调整布洛芬片的用法用量，同时监测卡马西平片的血药浓度，必要时重新遴选止痛药品。

案例9

处方存在问题：用法用量不适宜；溶剂选择不适宜。

处方解析：两性霉素B滴注液浓度不可超过10mg/100ml。成人最高一日剂量不超过1mg/kg，每日或隔1~2日给药1次。建议将上述液体量增加至500ml，应避光缓慢滴注，滴注时间大于6小时。两性霉素B应用5%葡萄糖注射液配制，不可用0.9%氯化钠注射液配制，避免产生沉淀。

干预意见：调整使用频次，选用500ml的5%葡萄糖注射液作为溶剂，避光缓慢滴注。

案例10

处方存在问题：用法用量不适宜；给药途径不适宜。

处方解析：茶碱缓释片不能掰开服用。异丙托溴铵气雾剂用法是雾化吸入，不应口服。

干预意见：调整茶碱缓释片用法用量；异丙托溴铵气雾剂采用雾化吸入的给药方式。

参考文献

［1］王梦娇，章艳，陈小林，等.鼻用喷雾给药研究的新进展［J］.华西药学杂志，2016，31（04）：432-436.

［2］马岚，李冰，陈建平，等.纳米技术在药物领域中的应用［J］.内蒙古医科大学学报，2018，40（05）：536-540.

［3］张雪，齐宜广，武玉杰，等.新型注射剂的国内外研发进展［J］.药学进展，2018，42（12）：897-904.

［4］陈巧巧，董爽，王东凯.固体分散体技术的研究进展［J/OL］.中国药剂学杂志（网络版），2019，17（04）：127-134.DOI：10.14146/j.cnki.cjp.2019.04.006.

［5］蔡俊飞，钱海珊，马云淑.包合物的表征及在现代制剂中的应用研究进展［J］.西北药学杂志，2021，36（05）：849-852.

［6］钱康，孙海锋，慈天元，等.环糊精在上市医药产品中的应用研究进展［J］.药学进展，2016，40（07）：483-489.

［7］郭娜，吕佳琦，李云，等.聚合物胶束作为抗癌药物纳米递送载体的研究进展［J/OL］.天津科技大学学报，1-10［2022-06-08］.DOI：10.13364/j.issn.1672-6510.20210210.

［8］姚云霞，李云，李媛，等.纳米乳在药剂学中的研究及应用进展［J］.军事医学，2021，45（06）：473-478.

［9］卓新雨，张艾立，马菲，等.纳米载药系统的研究进展［J］.广东化工，2022，49（10）：85-87.

［10］韩佳琦，刘哲鹏.经皮给药系统的研究进展［J］.生物医学工程学进展，2022，43（01）：24-28.

［11］张囡.口服靶向定位给药制剂的研究概况［J］.山西中医学院学报，2016，17（03）：67-70.